천년을 앞서가는 새로운 패러다임

에너지 전송

V-spread mini

에너지 전송
V-spread mini

1판 1쇄 인쇄 2010년 9월 1일
1판 1쇄 발행 2010년 9월 20일

지은이_김선애
펴낸이_김용성
펴낸곳_갑을패
주소_서울시 동대문구 이문 2동 346-41 영일빌딩 2층(130-831)
전화_02-962-9154 | 팩스_02-962-9156
홈페이지_http//www.LnBpress.com | 전자우편_lawnbook@hanmail.net
출판등록 2003년 8월 19일

ISBN 978-89-91622-29-6 00510

책값은 뒤표지에 있습니다.

천년을 앞서가는 새로운 패러다임
에너지 전송

자연이 우리에게 선물한
신비한 황금열쇠

V-spread mini

김선애 지음

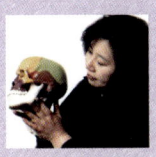

갑을패

책을 펴내면서

나는 어떻게 하면 독자들에게 에너지 전송의 실체를 사실적으로 보여줄 수 있을지를 고민했다. 그래서 책을 쓰는 일이 쉽지 않았다. 쓰고 지우고 다시 쓰기를 수없이 거듭했다. 무형의 에너지 전송기법을 하나의 실체로 만들어내는 일은 쉽지 않았다. 이 책은 그런 노정 위에서 태어났다. 이해하기 쉽게 에세이 형식으로 특히 문답식 글쓰기를 통해서 궁금증에 대한 것을 명쾌하게 이해할 수 있도록 하였다.

에너지 전송에 대해 책에서 언급한 내용들이 결코 틀리지 않다고 확신한다. 나는 과장과 왜곡을 무엇보다 경계했다. 그래서 독자들에게 책을 읽은 다음 반드시 따라해보도록 당부했다. 경험(효과성의 확인)을 하게 되면, 반드시 거듭 재현성을 통해 이 책에 대한 독자들의 믿음이 더욱 깊어질 것임을 믿어 의심치 않는다.

에너지 전송은 단순한 테크닉이 아니다. 어떻게 보면 죽는 날까지 건강하고 행복한 삶을 살고자 하는 것이 우리 인간의 소망이며, 바람이다. 에너지 전송 테크닉의 원리는 어렵지만, 실제 적용 방법은 아주 쉽다. 발이 접질렸을 때, 코가 답답할 때, 두통이 있을 때, 치주염에, 눈이 뻐근할 때, 넘어져서 멍든 데 등등 어디에서든지 가볍게 따라 해보자. 그 효과는 아주 크다. 주위의 아픈 이웃들에게 사랑을 실천해보자. 간편하면서도 효과적이고 실용적인 기법이 에너지 전송 테크닉이다.

    에너지 전송에 대해 충분히 이해하리라 생각한다. 책을 통해 독자 여러분이 스스로 깨닫게 될 것이기 때문이다. 나무향이 그윽히 배어나는 오솔길을 설렘 속에 걸으면서 숲의 진실을 터득해 가는 과정처럼 말이다. 이 책을 접한 모든 분들의 삶이 어제와는 사뭇 달라지게 되리라 믿는다. 모두 아름답고 행복한 날들이 되시기를 또한 바란다.

2010. 6. 26. 저자 김선애 배상

Contents

책을 펴내면서
조화로운 삶을 위한 자연치료요법(自然治癒療法) • 8
인체를 조절하는 CST • 12
인체에 후유증을 남기지 않는 치료방법 • 14
통섭((統攝))의 물결 • 17
V-spread 에너지 전송을 배우고 나서 • 20

● 새롭게 밝혀지는 에너지 전송의 실체 • 26
1. 두통과 어깨 통증 • 30
2. 눈(안) 질환 • 32
3. 귀 질환 • 34
4. 목(설골), 상부호흡기(흉곽) • 36
● 정말 그런 일이? • 40
5. 간 질환 • 44
6. 심장 질환 • 48

7. 위장질환 - 복통(배앓이) • 50
8. 척추 질환 • 52
● 21세기는 양자의학 그 중심에 있는 에너지 전송 테크닉 • 56
9. 손·팔이 불편할 때 • 62
10. 발목, 무릎 및 대퇴부 • 66
● 새로운 패러다임의 시대로 • 71
11. 뒤꿈치와 종아리 • 74
12. 발과 발목 • 78
● 발목 염좌 임상 사례 • 82
● 새로운 생명체, 바이오 플라즈마란? • 86
13. 정신적·감정적 상처 • 90
● 통증의 출발점 • 93

V-spread를 경험하고 • 96
에너지 전송을 끝내면서

조화로운 삶을 위한 자연치료요법(自然治癒療法)

몸이란 모임의 준말이다. 첫째 시간적으로의 몸은 부모의 모임에서 이뤄진 것이며, 둘째 공간적으로의 몸은 딱딱한 뼈에 부드러운 살이 감싸고 있는 것이다. 그렇기로 결과적으로 내 몸은 아버지의 뼈를 빌고, 어머니의 살을 빌어 이뤄진 것이기 때문에 어미의 몸속에 몸이 든 모양을 본 뜬 '신(身)'도 몸이요, 단단한 뼈에 부드러운 살을 붙인 모양을 한 '체(體)'도 또한 몸이다.

이런 까닭에 생명의 탄생 자체가 이미 음양의 모임이기 때문에 하나의 생명체가 건강하게 살아간다는 것도 또한 음양의 조화일 뿐이라, 자연히 병이란 음양의 부조화이며, 나아가 죽음이란 곧 음양의 분리라 이를 수밖에 없다. 비단 생명뿐만이 아니라, 천지간의 모든 사물은 음양의 조화로 이뤘졌다가 음양의 분리로 사라지는 법이기 때문에 "삶은 한 조각 구름의 일어남이요, 죽음은 한 조각 구름의 흩어짐이라."(생야일편부운기, 사야일편부운멸 生也一片浮雲起 死也一片浮雲滅)는 말이 아주 적절하다.

 한편 "사람은 일단 땅을 딛고 살아가기 때문에 땅을 법 삼을 수밖에 없고, 땅은 하늘 아래 있기로 하늘을 법 삼을 수밖에 없고, 무형무색무취한 하늘은 도를 법 삼을 수밖에 없으며, 나아가 도는 자연을 법 삼을 수밖에 없다."(인법지, 지법천, 천법도, 도법자연 人法地, 地法天, 天法道, 道法自然)라는 말씀 또한 만고불역의 금언인 것이다.

 그렇다면 땅의 꽉 들어찬 '질(質)'과 하늘의 텅 빈 '기(氣)'가 서로 알맞게 작용하여 돌아가는 것이 곧 '도(道)'요, 이 도는 그 어떤 인위적인 의도에 따라 움직여지는 것이 아니라, 그야말로 스스로 마땅히 그렇게 되어 나갈만한 까닭 때문에 그러한 것이기 때문에 이

것이 곧 '자연(自然)'이라는 것이다.

따라서 자연이 돌아가는 그 줄기를 자연스럽게 끌어다가 삶의 조화를 맞추어 나가자는 이른바 '자연치료요법(自然治癒療法)'은 특히 마음은 멀쩡한데 아는 듯 모르는 듯 몸이 일으킨 반란을 진압하는 데 있어서도 좋은 방법일 뿐 아니라, 애당초 '심화기화(心和氣和)'를 통해 심신의 평화를 유지하는데 있어서도 가장 바람직한 방법일 따름이다.

일단 조화가 깨지지 않도록 조화롭게 살아가는 지혜가 가장 중요한 일이니 이것이 곧 '합자연(合自然)'하는 삶의 가장 큰 이상이요, 그 아래로는 자연을 즐기려는 삶의 바람직한 태도로서의 '락자연(樂自然)'이며, 그 다음으로는 되도록 자연에 순응하려는 삶의 노력으로서의 '순자연(順自然)'이 교만과 편견에서 벗어나 천지간의 한 미물이 지녀야 할 도리인 것이다.

옛 어른의 양생결에 "노여움이 심하면 자못 기(氣)를 상할 것이요, 잡다한 생각이 많으면 신을 크게 손상시킨다."(노심편상기 사다

태손신怒甚偏傷氣 思多太損神)이라 하였다. 차가운 것은 물이요 뜨거운 것은 불인데 물불을 못 가리는 정도로 내 마음의 거울이 노여움의 파도를 타고 바깥 사물로 치달아 버린 일이 바로 성내는 일이라, 마음이 사물의 노예가 되어 안에서 밖으로 나갔다 하여 '노(怒)'라 하기도 하고 또는 '성(性)내다'라고도 하였다.

 그러하니 몸의 주인공이 되어야 할 마음이 자주 외출해 버린 이들은 지체 없이 마음을 불러들이고, 기(氣)나 질(質)에 조화를 잃은 이들은 몸의 질서를 되찾아 자연스럽게 균형과 조화를 다시 이루어야 한다. 전통 양생술의 한가지 지름길이 바로 두개천골계의 움직임을 정상화하는 것이다. 이 점을 놓치지 말고 숙독 끝에 이 책속에서 길을 찾아 나갈 것을 권한다.

2010년 庚炎節에
원광대 동양학대학원 교수 황 안 웅

인체를 조절하는 CST

　우리 인체는 결국 물이다. 나는 물의 생명력을 믿는다. 물과 생명체의 진화과정은 매우 자연적인 것이며, 외부 에너지의 보충을 통해 물성이 유지된다. 사람은 하늘과 땅과 물의 상호작용을 통해서 질병의 고통과 만성적인 난치병으로부터 벗어나며, 다시금 건강을 회복할 수가 있다. 물에 대한 나의 지론은 숙명적이며, 평생의 연구 주제가 되었다. 신생아는 80~90%가 물이다. 또한 인체의 수분 함유량이 60% 이하가 되면 사람은 죽게 된다. 그런데, CST는 인체 내의 물의 흐름을 조절할 수 있는 유일한 에너지 치료방법이라 한다. 평소에 생각하던 물의 중요성을 인체 내에서 효과적으로 운용할 뿐만 아니라 조절도 가능하다고 한다. 병명도 알 수 없는 질병의 고통으로부터 해방과 뇌기능장애의 개선에 가장 적합한 방법이며, 일반인들이 쉽게 따라서 할 수 있는 생활요법이다.

　평생 생화학자로서 말하건대, 에너지 전송기법은 간단명료하며, 생리적이고 생화학적이다. 무엇보다 인체의 흐름을 과학적으로 이해하고 있다. 두개천골계의 뇌조직, 뇌의 생리학적작용, 인체 각 기관의 기능과 작용, 각 부위의 상호작용관계 등 에너지 전송법은 이러한 모든 작용의 중심을 관통한다. 인체가 바로 생체발전기라는 생리적 작용과 정신의 집중을 통해 배가되는 에너지 전송의 효과는 탁월하다. 각종 질병의 치료효과와 잠재된 치유력에 대한 에너지 전송의 믿음은 분명히 놀라운 결과를 가져다 줄 것이다.

인체는 생화학적으로 약이나 주사보다 생명에너지를 통해 반응하는 경우가 더욱 많다. 나는 이러한 사실을 생화학자로서 믿는다. 이제 의학계에서도 이런 사실을 받아들일 때가 되었다. 에너지 전송은 정말 단순하면서도 놀랍고 신비로우며 과학적인 원리의 테크닉이다. 20여 년의 오랜 시간과 임상경험을 통해서 이룩한 이 결정체를 많은 분들에게 적극 추천하고 싶다. 내가 활동하고 있는 사단법인 세계 난치병예방운동 총연맹에도 큰 보탬이 될 것이라 믿는다. 김선애 부총재의 에너지 전송 출간을 진심으로 환영한다.

오 양 환 박사
(하버드대학교 의과대학 생화학과 교수
미국 생화학 및 분자생물학회 명예회원)

인체에 후유증을 남기지 않는 치료방법

"사람이 만일 온 천하를 얻고도 제 목숨을 잃으면 무엇이 유익하리요 사람이 무엇을 주고 제 목숨을 바꾸겠느냐." (마16:26)

오늘날 인류는 심각한 질병으로 허덕이고 있습니다. 병명을 알 수 없는 여러 가지 질병은 끊임없이 우리의 삶을 위협하고 있습니다. 그동안 이러한 질병 때문에 약물의 오남용은 매우 심각한 현실을 초래하고 있으며, 인간의 육체를 끊임없이 괴롭히는 성인병 등으로 인하여 의료비의 지출은 우리 모두의 생활을 어둡게 합니다.

이러한 건강 불확실성의 시대에 우리 모두에게 필요한 것은 예방의학의 생활화와 더불어 질병이 들었을 때도 인체에 후유증을 남기지 않는 치료방법이 요구되고 있습니다. 이에 부응하는 건강증진과 치료에 획기적인 방법이 있다면 두개천골요법과 V-spread 에너지 전송이라고 생각합니다.

신체 스스로가 신체를 치료하는 대체요법인 두개천골요법, V-spread 에너지 전송은 테크닉이 간편하고, 가벼운 터치로 통증이 없으며, 어떠한 후유증도 남기지 않는 대체요법의 백미입니다. 그동안 대체요법의 척박한 토양에 두개천골요법과 V-spread 에너지 전송을 국내에 소개하고 후학들을 양성하면서 활발한 활동을 벌이고 있는 김선애 원장의 저서는 이 시대에 꼭 필요한 건강서적이라고 의심치 않는 바입니다.

그동안 대학의 강단과 각종 세미나 및 현장에서 얻은 귀중한 경험들을 모아 한 권의 책으로 출판하여 V-spread 에너지 전송에 대한 궁

금증을 풀게 하고, 독자들에게 새로운 시각으로 질병과 치료에 대한 화두를 던지며 저탄소 녹색크린 의학을 소개하고 발전시킨 데 대하여 강호제현에게 신선한 충격을 주고 있습니다.

이 책은 V-spread 에너지 전송으로 독자들에게 질병의 예방과 치료의 메커니즘을 알기 쉽고 상세히 밝혀주었으며, 더 나아가 통증 제거와 건강유지에 대한 원리와 방법 및 실천방안을 제시해 줌으로써 큰 유익을 주고 있습니다.

이 책을 통하여 질병에 시달리는 사람들과 건강증진을 원하는 분들에게 새로운 차원에서 건강의 방향과 주춧돌이 될 것으로 믿으며 건강을 원하는 분들에게는 귀한 선물이 될 것을 확신합니다.

로마린다 대학교 부학장
자연치유학박사 / 철학박사 설영익

통섭(統攝)의 물결

"The microbe is nothing, the terrain is everything."

파스퇴르가 임종을 앞두고 한 말이다. "세균은 아무것도 아니었다. 질병은 생체환경에서 비롯된다."

나는 치과의사로서 22년을 진료해 오면서 이 말의 의미를 절실히 깨닫게 된다. 치과대학 시절에 배웠던 충치란 것은 양치질을 잘 하지 않고, 단 것을 많이 먹어서 생기는 질환이다. 스켈링을 정기적으로 하지 않으면 치석이 쌓이고 그래서 치주낭이 깊어지며 세균감염이 되어 치주질환이 유발되는 것이다. 올바른 양치습관에 대해 늘상 환자들에게 강조한 것도 같은 이유에서였다.

하지만, 지금껏 믿어왔던 이러한 지식은 임상경력이 쌓여갈수록 상식적으로 이해할 수가 없었다. 양치질을 잘 하는 환자임에도 충치나 잇몸질환이 심한 경우가 있는데 기존의 이론으로는 질환의 원인을 설명하기 어려운 것이다.

그렇다면, 환자의 질병에 대해 명확한 원인을 밝히지 못하는 경우가 과연 치과영역에만 해당할까? 어지럼증이 생기고 이명이 들려서 병원에 가면 반드시 약처방이 수반된다. 두통이 심해 이런저런 검사를 하면 진단결과는 신경성이라고 한다. 고혈압, 당뇨병, 암, 만성 두통, 기타 이름조차도 생소한 온갖 희귀질환들, 이런 질환을 치료할 때 환자의 전신을 고려하지 않고 국소적인 접근에 의해 증상만 완화시키는 과오를 반복하고 있는 것은 아닐까?

파스퇴르가 임종 무렵에서야 깨달은 것처럼 인체에서 발생하는 질병의 원인은 세균이 아니라 생체환경의 변화인 것이다. 나와 같은 의료업에 종사하는 이들조차 다소 황당하게 받아들일지 모르겠지만 나는 감히 말하고 싶다. 시간이 지나면서 모든 의료(치과, 내과, 피부과, 소아과, 산부인과, 신경외과, 신경정신, 이비인후과, 안과 등등)는 한 점, 즉 생체환경의 조절로 통합될 것이며, 그 물결은 도도(滔滔)할 것이라고 말이다.

또한 생체환경 조절의 중심에 CSF(뇌척수액)가 있고, 치과의사의 관점에서 보면 턱관절과 교합이 매우 중요한 위치를 차지하고 있다고 본다. 미국에서 공부하고 있는 나의 두 아들이 최근 방학을 맞아 국내에 들어왔다. 나는 평소에도 아이들을 자주 안아주고 쓰다듬어 주는 등 부모와 자녀의 스킨십을 중요하게 생각한다.

요즘, 저녁마다 CST를 아이들에게 시행해주는데 그 반응이 매번 다채롭다. 급작스런 통증이 발생하였을 때에 V-spread 요법으로 7분만에 통증이 절감되는 것을 보며 마치 내가 손을 통해 부드러운 생명의 언어로 아이들과 대화를 나누고 있다는 착각이 들 정도이다.

아이를 키우는 모든 부모들에게 CST를 추천해주고 싶다.

김포 부부치과 원장 이규환

V-spread 에너지 전송을 배우고 나서

지금은 새벽 2시 반.

예전 같으면 어린 아이들을 재우고서 같이 꿈나라로 갔을 시간인데 이렇게 글을 쓰고 있습니다. 김선애 선생님의 'V-spread 에너지 전송' 요법의 도서 출판에 즈음하여 추천사를 권유받았을 때 확답을 드리지 못한 것에는 다소 망설임이 있었기 때문이었습니다. 제가 의료인으로서, 질병이라는 고통, 절망 속에서 방황하는 사람들에게 이 글이 상처가 될 수도 있지 않을까 해서였습니다. 하지만 이렇게 글을 쓸 수 있었던 것은 두개천골요법의 무한한 가능성을 보았기 때문입니다. 지금까지 치료가 난감하고 어려웠던, 그리고 애매한 질환들에 직접 적용하였습니다. 그렇게 난감하던 질환들이 즉각적으로 호전되는 반응을 보았기 때문입니다.

김선애 선생님을 만나기 전에 이미 수년전에 책을 통해서 CST 두개천골요법을 접했고, 중요한 것은 전문가로서의 촉진술이었습니다.

저의 두개골에 수시로(운전하면서나 화장실에서나) 촉진하면서 두개골의 기존 리듬(호흡, 맥박)을 배제해가면서 홀로 연구했습니다. 그 후 확신이 서지 않아서 결국 김선애 선생님을 찾게 되었습니다. 선생님을 통해 CST 전문교육을 제대로 받으면서, 환자분들이 오실 때마다 하루에 30~40분 정도씩 임상에 적용할 수 있는 것은 시간이 허락되는 대로 적용해 나갔습니다. 결국 호흡, 맥박과는 다른 리듬을 스스로 알게 되었습니다. 두개천골계의 움직임을 촉진 가능한 이후에는 내 손에서 환자의 몸이 변화해가는 것을 느끼기 시작했고, 이제 더욱 자신 있게 적용하고 있습니다. CST를 공부해보니 촉진술뿐만 아니라 알아야 할 것들이 너무나도 많았습니다. 인체를 대뇌생리, 호르몬, 신경, 해부, 생리학적인 측면에서 종합적으로다양하게 공부하게 된 것도 큰 수확입니다. 무엇보다 환자들을 진료하면서 제 나름대로의 치료의 기준을 정립할 수가 있었습니다. 환자분들도 입소문으로 점차 많아지고 있습니다. V-spread 에너지 전송요법을 환자에게 적용했을 때 그리

심하지 않은 동통들은 그 자리에서 소실되는 경우도 많았고, 만성퇴행성질환에도 완화되는 경우를 대부분 경험했을 뿐만 아니라 본인 역시 도움을 받았습니다. 저는 어느 날 갑자기 찾아온 풍치로 임플란트를 시술 받게 되었었는데 한번 무너지기 시작한 잇몸은 걷잡을 수 없을 만큼 차례로 무너져 내려가, 결국 4년 동안 6개의 치아를 발치하고 인공치아 삽입수술을 받았습니다. 치아를 살려보려고 잇몸수술 뿐만 아니라 침구, 한약 복용등 제가 할 수 있는 방법은 다 썼지만 흔들리는 이는 결국 뺄 수밖에 없다는 결론이었습니다. 그런데 최근에 또 혀만 미세하게 움직여도 앞니가 떨리며 흔들리기 시작하여, 무의식적으로 배운 것을 복습이나 한다는 생각으로 운전 중에 'V-spread 에너지 전송'요법을 30-40분 시행했는데, 흔들리는 치아의 통증이 가라앉기 시작하는 것을 느꼈고, 이후에도 계속 시술하면서 풍치도 치료될 수 있다는 믿음이 생겼습니다. 완전히 그 치아로 음식을 씹을 수는 없지만 견고해지는 느낌이 듭니다. 치료까지가 아니더라도 더 악화만 되지 않기를 바랐던 저로서는 기적같은 경험이나 다름이 없었습니다.

또한 서울에 계시는 저희 어머님께서 노환으로 인한 치매와 당뇨,

고혈압으로 인하여 지쳐 있습니다. 두개천골요법을 접하기 전에는 어머님의 표정과 말의 변화, 기억을 잃어가는 과정을 그저 어쩔 수 없는 노화의 진행 과정으로 받아들였습니다. 제가 전문의료인인데도 말입니다. 하지만 CST 교육 후 뭔가 해줄 수 있다는, 또한 해야만 한다는 간절한 마음에 주말에나 오라는 형님의 권유에도 불구하고 달려갔습니다. 시술하는 동안에 어머니께서 주무시면서 너무도 힘 있고 또렷하게 "주여... 물리쳐주십시오!"라고 외치시더군요. 잠시 후 어머니를 흔들어 깨워 방금 무슨 말씀을 하셨냐고 여쭤봤더니 모른다고 하시며 자고 있었다고 대답하셨습니다. 우리가 어려서부터 아프면 어머님의 눈물과 함께 너무도 많이 들었던 말이 '주여, 병마를 물리쳐 주시옵소서...'였는데, 그 외침이 모든 기억을 점차 잃어가고 있지만 또 한편의 무의식 중에는 자식의 간절한 마음을 느끼시고 이젠 저의 손을 간절히 원하고 계심을 느낄 수 있었습니다. 앞으로 저는 어머님의 병마와 함께 싸워서 이길 것이고 편안히 눈 감으실 동안 함께한 기억들을 지켜드릴 생각입니다.

전문적으로 동양의학을 공부한 의료인으로서 '항상 인체를 유기체적 관점으로 바라보고, 부분만 보지 말고 전체를 보라'고 배워왔지만 임상현장에서는 쉽지않은 부분이 많았습니다. CST 두개천골요법을 통해서 인체만큼 완벽한 것은 없다는 믿음을 다시 한번 확인하게 되었고, 그 동안 진료하면서 난치병, 만성 퇴행성 질환들에 무기력하기만 했던 저는 한줄기 희망을 보게 되었습니다. CST 두개천골요법은 중추신경계를 직접 각성시키고, 두개-천골계의 율동적 리듬을 복원시킵니다. 그리고 인체 내 자연치유력이 극대화 될 수 있도록 조절만 해준다면 그 효과는 그 어떤 약물요법에도 견줄 수 없을 것입니다. 이것은 말 그대로 자연요법입니다. 더욱 정진하여 CST 두개천골요법이 더욱 보편화되도록 노력해야겠다는 생각을 가져봅니다.

'충분한 시간만 주어진다면 수많은 질병의 고통을 줄일 수 있을 텐데 ….'

이는 김선애 선생님께 CST 두개천골요법을 배우면서 제 머릿속에 되뇌었던 말이고, 꼭 그렇게 할 수 있을 것이라는 자신감이 저의 내면에서 용솟음칩니다.

질병의 고통으로 상처받은 분들을 제 손으로, CST 두개천골요법으로 위로해드리고 싶습니다.

1. CST 'V-spread' 는 간단합니다.
   그저 가벼운 손으로 느끼면 됩니다.

2. CST 'V-spread' 는 '자연치유력' 입니다.
   증상 완화가 아니라 문제를 제거합니다.

3. CST 'V-spread' 는 '기다림' 입니다.
   '희망', '믿음', '사랑' 입니다.

마지막으로 전문 의료인이라고 하나라도
더 많은 것을 배우게 배려해주신 김선애 선생님께 감사합니다.

경기도 양평군 청운 한의원   김 종 복 원장

새롭게 밝혀지는 에너지 전송의 실체

에너지 전송은 21세기 새로운 패러다임이다. 이것은 의식과 생명뿐만 아니라 신체를 통합하는 것이다. 그래서 모습을 명쾌하게 드러내기가 어려운 것이다. 다만 전기적 생리학적인 방법으로 그 존재를 확인할 수는 있다. 미국 등에서 임상적 입증이 되는 것은 이를 반영한다.

세계적으로 행해지고 있는 '치료적 접촉'은 보이지 않는 에너지를 활용해 환자를 치료하는 방법이다. 에너지에 대한 정신적 이미지를 만든 다음, 손을 통해 환자에게 보내서 치료하는 것이다. 치료적 접촉을 통해서 환자의 혈액 속에 있는 헤모글로빈이 증가되었다는 임상연구도 있다. 에너지 전송기법은 이미 세계적 추세이지만, 우리의 의료현장에서는 초보단계에도 미치지 못한다. 이제 우리는 건강에 대하여 인식을 달리해야 한다. 건강이란 몸의 균형 상태이며, 마음과 신체가 상호의존하고 있다는 사실을 받아들여야 한다.

에너지 전송은 〈양자론〉의 저자 '데이비드 봄'의 말처럼, 부분에서 전체로, 보이는 것에서 보이지 않는 세계로의 개념이다. 이것이 바로 숨겨진 질서인 것이다. 에너지 전송은 일견 신비로운 테크닉이기 때문에 이처럼 숨겨진 질서라고 받아들이는 태도가 중요하다. '데이비드 봄'은 숨겨진 질서야말로 더욱 근본적으로 실재하는 것이라 하였는데 이것이 바로 에너지 전송의 실체라고 할 수 있다. 우주에는 무한대 에너지가 있지만 관찰이 불가능하다. 그러나 이 실재하는 에너지는 전체운동의 원동력이 되는 것이다. 공간은 허공이 아니라 에너지로 가득 차 있기 때문이다.

인체는 70%가 물로 구성되어 있다. 두개골이 물처럼 유연해질 때 질병으로부터 회복되는 것을 보면 이와 연관이 있음을 알 수 있다. 인체의 항상성은 두개골 내부 간뇌의 풀림으로 회복되기 시작한다. 이는 손끝의 예민한 감각으로 감지된다. 인간은 나이가 들어갈수록 인체에서 수분이 적어진다. 이는 나이가 들수록 몸은 칼슘화 된다는 것을 말해준다. 부목화되고 칼슘화 된 몸이 부드럽게 풀리면 질병으로부터 탈피하는 것이나 다름없다.

뇌가 살아야 한다. 특히 두개골의 뇌척수액의 공급이 원만해야 한다. 뇌척수액의 생성과 배출이 적절히 유지되어야 한다. 뇌척수액은 뇌에 영양을 공급한다. 그리고 신선한 산소와 호르몬을 전달하고, 노폐물을 배출시킨다. 부드러운 이파리들에게 느끼는 생명력은 딱딱한 나무 밑둥의 죽음과 대조적이다.

물체는 에너지를 전자파의 형태로 방출한다. 또한 에너지를 전자파의 형태로 흡수하기도 한다. 물체는 분자와 원자로 구성되어 있어서 복잡한 전자운동에 의해 전자파가 나온다. 에너지 전송이라 함은 이러한 전자운동의 주고받는 형식을 의미한다. 에너지 전송 테크닉 도중에 느끼는 와블링현상이나 더운 열기, 미세한 전기에 감전되는 듯한 느낌 등은 피시술자의 몸으로부터 반응한 것이다.

지난 70년 대 중반, 텔레비전으로 생중계 되었던 유리겔라의 초능력 시범은 에너지 전송기법과 관계가 있다. 에너지를 집중해서 물체를 투시, 자신의 에너지와 물체의 원자 에너지의 공진, 마음에 염원하는 것의 이미지화, 물체의 에너지 흡수, 물체 내부의 원자배열 상태의 변화, 열의 발생과 염원의 실현 – 이것이 에너지 전송 테크닉이 실현되는 과정이다.

에너지의 주고받는 대상은 사람과 사람, 동물, 식물뿐만 아니라 금속물질 사이에서도 주고받기가 가능하다. 믿음과 확신, 강력한 집중력, 몰입, 이러한 것들이 에너지 전송을 가능하게 하는 요소들이다. 1%의 의심이 에너지 전송 테크닉의 효과를 저해할 수도 있다. 에너지 전송 테크닉에 빠질 때, 시술자와 피시술자의 에너지는 공조된다. 시술자와 피시술자의 뇌파 역시 같아진다. 시술자와 피시술자 내부에서 에너지의 흡수가 증폭되고, 열이 발생한다. 피시술자의 치유에 대한 염원은 시술자로부터 나오는 에너지를 통해 변화를 일으키고, 상호의식이 조화를 이루면 발열과 함께 치유가 일어나게 된다.

인간의 의식과 사고 역시 하나의 에너지다. 이러한 에너지는 어떤 방식으로든 물질화가 가능하다. 의식과 염원, 집중을 통해 에너지를 전파하고, 피시술자와 감응하여 치유에 이르는 물리적 현상은 공허한 얘기가 아닌 현실이 되었다. 시술자의 도움을 바탕으로 피시술자 스스로 항상성을 회복하려는 과정으로 받아들여질 수도 있다. 이것이 에너지 전송의 원리이며, 놀라운 비밀이다.

1. 두통과 어깨 통증

1. 두통(스트레스로 인한 고질적인 편두통, 약을 먹어도 통증이 나아지지 않을 때, 이유없이 통증이 있을 때 등)

2. 무리한 활동 혹은 잠을 잘 못자서 어깨가 결릴 때

3. 물리적인 충격으로 인한 어깨 통증

두정부 Parietal region와 삼각근부 deltoid region

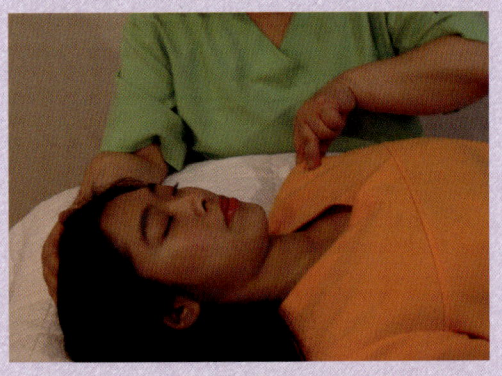

모델 : CST 테라피스트 이 슬

처치방법

1. 시술자는 피시술자의 어깨 통증이 있는 쪽에 위치한다.
2. 시술자는 한 손을 펼쳐 피시술자의 두정골에 가볍게 얹는다.
3. 나머지 손은 검지와 중지를 이용하여 V(브이) 모양을 만들어 아픈쪽 어깨 끝에 위치하여 두정골을 향해 에너지를 전송한다.

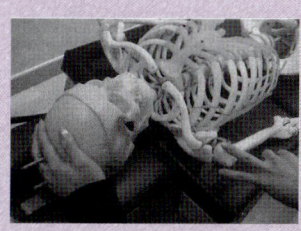

두통만 존재할 시에는

양손의 검지와 중지를 이용하여 각각 V(브이) 모양을 만든다. 한 손은 아픈 부위와 나란히 위치하고, 나머지 손은 아픈 부위의 반대방향에서 아픈 쪽에 위치한 V(브이) 모양의 손가락 사이로 총을 쏘듯 에너지를 전송한다.

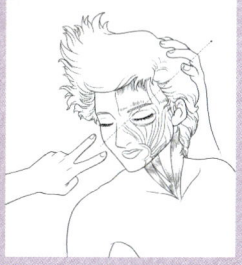

2. 눈(안)질환

1. 백내장, 녹내장 등 중증 안질환
2. 눈이 시리고 건조한 안구건조증
3. 눈병, 결막염 등의 각종 안질환
4. 눈이 피로하여 자주 충혈될 때
5. 눈에 이물질이 들어갔거나 물리적 충격으로 고통이 따를 때
6. 형광등이나 밝은 햇빛에 약하고(광과민성), 책(글자)을 읽기 힘든 얼렌증후군

안와부 Orbital region

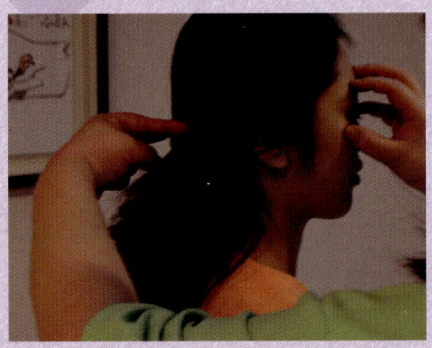

1

처치방법 1

1. 시술자는 한 손으로 컵 모양을 만들고 나머지 손으로는 검지와 중지를 이용하여 V(브이) 모양을 만든다.

2. 컵 모양의 손은 피시술자의 아픈 쪽 눈을 감싸고 그 반대쪽에서 V(브이) 모양의 손을 이용하여 총을 쏘듯 에너지를 전송한다.

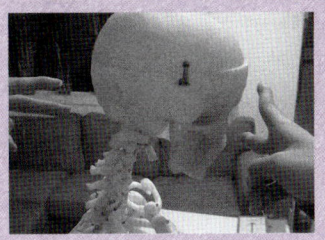

처치방법 2

1. 시술자는 양손의 검지와 중지를 이용하여 각각 V(브이) 모양을 만든다.

2. 피시술자의 아픈쪽 눈을 시술자의 V(브이) 모양 손가락 사이에 위치하고, 나머지 손은 그 반대쪽에서 총을 쏘듯 에너지를 전송한다.(아픈 쪽에 위치한 V(브이) 모양의 손가락 사이로 빠져나간다고 생각한다.)

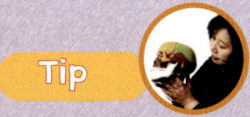

Tip

1번 방법에서 사용한 컵모양의 테크닉은 국소 부위 어디에나 적용 가능하며, V(브이) 모양의 테크닉과 함께 적용할 수 있다.

3. 귀 질환

1. 고름이나 상처, 중이염이 있을 때
2. 돌발성 난청, 이명현상이 있을 때
3. 일시적으로 귀가 먹먹하거나 이유 없는 통증이 있을 때
4. 물이나 먼지 등 각종 이물질로 인해 답답할 때

측두부 temporal region (아래의 사진은 오른쪽 귀가 아플 때

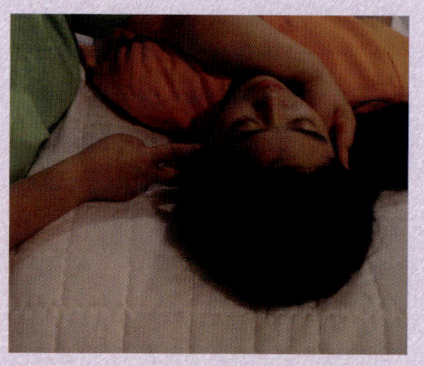

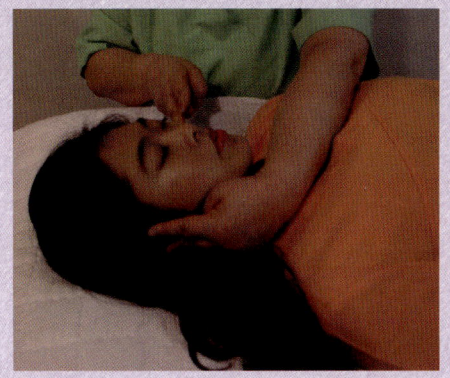

1-2

처치방법

1. 시술자는 양손의 검지와 중지를 이용하여 각각 V(브이) 모양을 만든다.
2. 한 손은 아픈 귀 사이에 나란히 위치하고, 나머지 손은 반대쪽 측두부에서 아픈 쪽 귀에 V(브이) 모양의 손가락 사이로 권총을 쏘듯 포지션을 취하여 에너지를 전송한다.

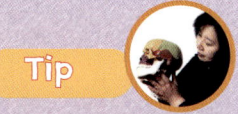

Tip

사진과 같이 어느 한 쪽에서 시행하여도 무방하며 시술자의 머리 윗쪽에 앉아서도 에너지 전송이 가능하다.
조건이 갖춰지지 않았을 때는 피시술자가 앉거나 서서, 그리고 시술자가 피시술자의 뒤쪽에 위치하여 에너지 전송이 가능하다.

4. 목(설골), 상부호흡기(흉곽)

1. 호흡기의 감염으로 인한 염증 및 가래
2. 마른 기침이 많이 나고, 침이 마르는 등 목이 아플 때
3. 천식 등의 호흡기 질환 및 갑상선 질환(갑상선 기능저하·기능항진 등)
4. 호흡곤란 및 가슴이 꽉 막힌 듯 답답하고 아플 때(울화증)
5. 숨이 차고, 숨 쉬기가 힘들 때
6. 동물의 털이나 먼지, 특정 음식물이나 생선가시 등이 목에 걸렸을 때

설골부 Hyoid region

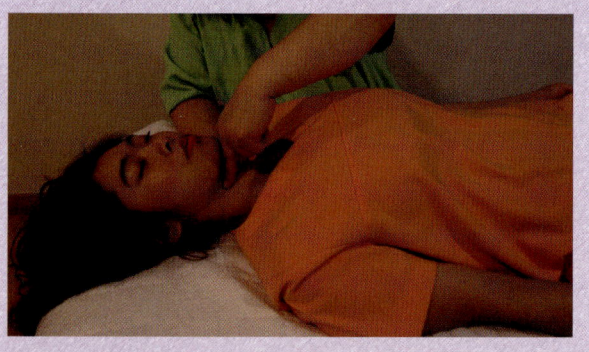

흉곽부 Hyoid region

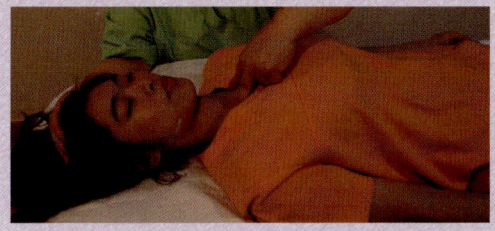

2

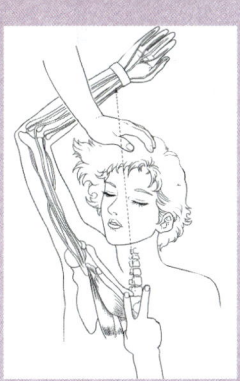

2-2

처치방법

1. 시술자는 양손의 검지와 중지를 이용하여 V(브이) 모양을 만든다. 한 손은 피시술자의 경추 2~5번에 걸쳐 V(브이) 포지션의 손가락을 넓게 벌려 위치하고, 한 손은 설골에서 하부를 향해 에너지를 전송한다.

2. 시술자의 한 손을 펼쳐 피시술자의 두정부에 가볍게 얹는다. 나머지 손은 검지와 중지를 이용하여 V(브이) 모양을 만들어 흉곽에 위치하고 두정부를 향하여 에너지를 전송한다.

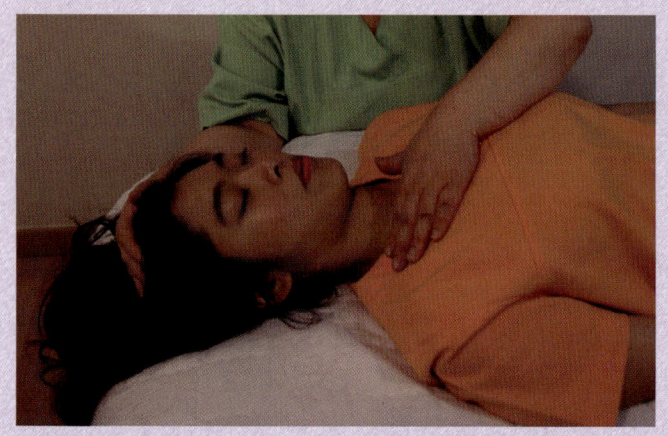

3

처치방법

3. 시술자의 한 손을 펼쳐 피시술자의 두정부에 가볍게 위치한다. 나머지 손은 엄지와 검지를 주축으로 큰 V(브이) 형태를 만들어 피시술자의 흉곽 전체를 감싸듯 가볍게 위치한다.(2번 방법과 같은 증상에 적용할 수 있으며, 번갈아서 적용하면 더욱 좋다.)

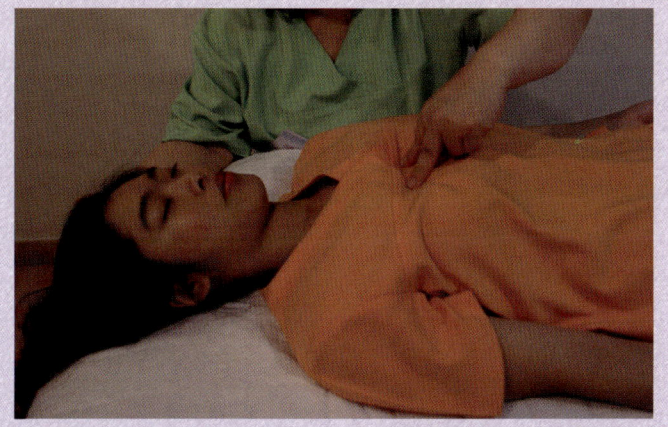

(흉골 Sternum)

4

처치방법

4. 시술자의 한 손을 펼쳐 피시술자의 두정부에 가볍게 위치한다. 나머지 손은 검지와 중지를 이용하여 V(브이) 모양을 만들어 흉골(중단전)에 위치하고 두정부를 향하여 에너지를 전송한다.

정말 그런 일이?

　　에너지 전송의 치유효과에 대해 신비롭다는 사람들이 많다. 기적이 아닌데도 이렇게 말들을 하는 것이다. 어떻게 그런 일이 일어날 수가 있지? 병원에서 아무리 애를 써도 낫게 하지 못한 일을 어떻게 불과 몇 번의 테크닉으로 해결할 수가 있지? 사람들은 눈 앞에서 일어나고 있는 사실을 바라보면서도 믿기지 않는다는 표정들을 한다. 에너지 전송은 이렇게 놀랍고 신비한 요법이다.

　　오랫동안 고통 받아왔던 통증이 어떻게 에너지 전송을 통해서 감쪽 같이 해결할 수가 있는지, 짧은 기간 몇 번의 시술로 치유가 가능한지, 나도 역시 처음에는 다양한 것들이 의문투성이였다. 그럼에도 오랜시간 많은 경험을 통해서 나는 하나의 다짐을 스스로한테 부여했다. 의문을 갖기보다 확신을 가져야 한다고 주입했다. 에너지 전송 테크닉을 하면 치유의 확신이 오는 것이다. 나는 이렇게 자신에게 다짐했다. 수많은 경험을 통해서 오는 자신감이다.

    나는 여기에 어느 정도 에너지 전송의 원리를 제시해 두었다. 에너지 전송의 원리를 정확히 이해하려면, 우선 골치 아픈 양자 물리학에 대한 공부가 필요하다. 그리고 우주에 대한 깊은 이해가 있어야 한다. 처음부터 말했듯이 이론으로 정립할 수 있을 정도의 학설로 제시하는 것은 어려운 일이며, 우리가 인류의 행복과 복지 차원에서 누릴 수 있어야 하는 것은 당연한 것이기에 이런 노력들을 시도하고 있다. 그리고 이러한 행위는 누구라도 당연한 것이다. 내가 깨닫고 느낀 것들을 여러 사람들도 깨닫고 느끼며, 혜택을 공유할 수 있도록 하는 것은 어쩌면 인간의 보편적 정서일지 모른다.

우리가 에너지 전송의 치유효과를 아무리 믿고 따른다 해도 부족하다는 것은 이를 통해 파악할 수 있다. 우리는 무조건 믿고 따라야 한다. 그냥 속는다는 셈치고 한 번 하고 두 번 하다보면 놀라운 변화를 가져올 수 있는 것, 이것이 바로 에너지 전송의 마력이다. 간절한 염원과 에너지 전송 시행!

　　믿고 따른 자가 질병도 정복한다. 세상은 살아남은 자가 정복한다. 다른 고통이나 다른 문제들에 관한 것도 마찬가지라고 생각한다.
　　나 자신의 건강뿐만 아니라, 질병으로 고통받는 이웃들에게 사랑의 봉사를 할 수가 있다. 사랑은 베푸는 자의 기쁨이라 할 수 있겠다.

5. 간 질환

1. 술, 비만, 당뇨병 등으로 인한 간염, 지방간 등
2. 초기 간 질환에서 악화된 간병변, 간경화, 간암, 만성간염, 급성간염 등 각종 간질환(통증을 감소 혹은 완화시킨다.)
3. 불규칙한 생활로 인한 피로감의 증가와 간기능의 저하

두정부 Parietal region와 오른쪽 하늑부 hypochondric region

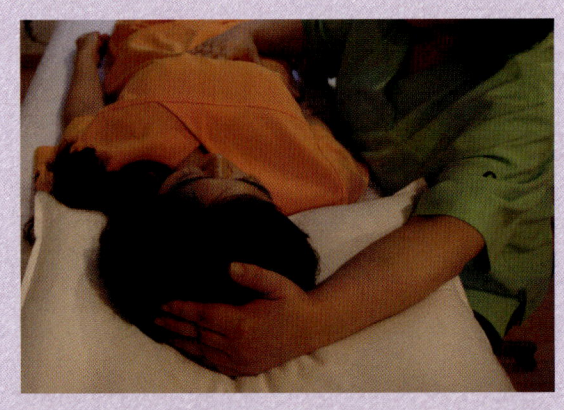

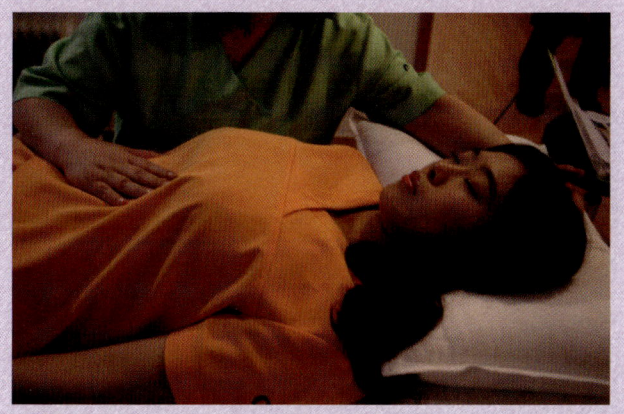

1-2

처치방법

시술자는 피시술자의 오른쪽에 위치한다.

1. 시술자의 왼손을 펼쳐 피시술자의 두정부에 가볍게 얹는다. 오른손은 엄지와 검지를 주축으로 큰 V(브이) 형태를 만들어 피시술자의 오른쪽 하늑부(간)에 위치하여 두정부를 향해 에너지를 전송한다.

오른쪽 하늘부 hypochondric region와 흉골 Sternum

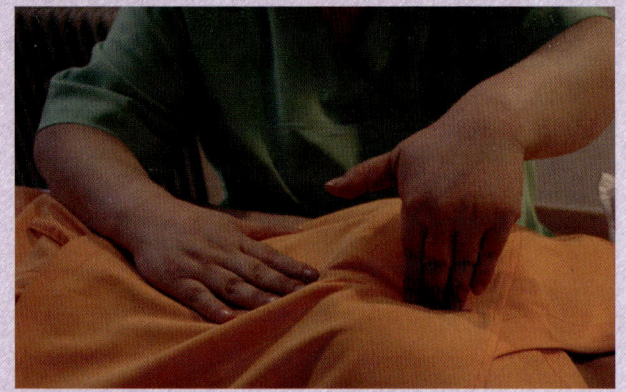

2

처치방법

2. 시술자의 왼손은 꼿꼿히 세워 피시술자의 흉골(정확히는 양 가슴 유두 사이)에 위치한다. 오른손은 엄지와 검지를 주축으로 큰 V(브이) 형태를 만들어 피시술자의 오른쪽 하늘부(간)에 위치하여 두정부를 향해 에너지를 전송한다.

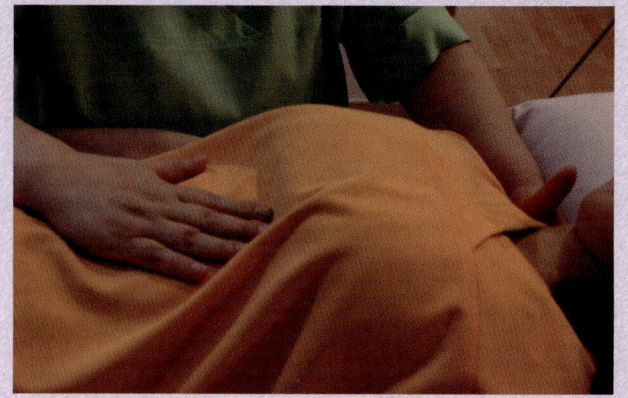

처치방법 3

3. 시술자의 왼손은 넓게 펼쳐 피시술자의 경추 7번 아래에 위치한다. 오른손은 엄지와 검지를 주축으로 큰 V(브이) 형태를 만들어 피시술자의 오른쪽 하늑부(간)에 위치하여 두정부를 향해 에너지를 전송한다.

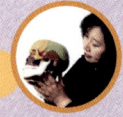
Tip

시술 시에 피시술자의 상태에 따라 통증이나 열감, 피시술자의 몸의 떨림(wobbling) 등을 느낄 수 있으며, 보통의 경우에 7분이면 충분하나 반응에 따라 시간을 늘려 충분히 풀어주도록 한다.

6. 심장 질환

1. 가슴이 두근거리거나 호흡곤란 증상이 있을 때(흥분, 시험불안, 강박증 등)
2. 흉통, 피로감, 압박감 등 심장질환 관련 증상이 있을 때
3. 중증의 심장질환으로 발전 가능성이 있을 때
4. 협심증, 심근경색 등 중증의 심장질환

심장 Heart과 수근부 Carpal region

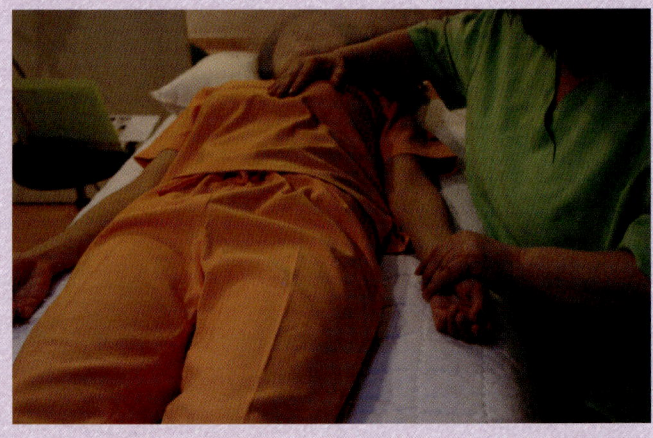

시험 때만 되면 평소와 달리 가슴이 두근두근, 심장이 벌렁벌렁한 학생들이 많다. 이 테크닉을 받으면, 불안과 초조, 강박증에 대한 해결을 보게 되고, 이런 어려움에서 벗어날 수 있다. 시술자도 때로는 함께 전이가 되어 10초 정도에서 이런 현상을 겪는데 곧 방출되고 활력을 되찾는다.

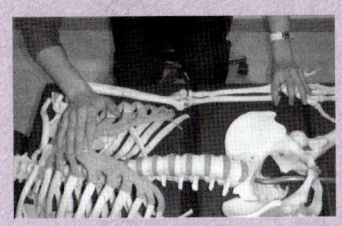

처치방법

(시술자는 피시술자의 왼쪽(심장이 위치한 쪽)에 위치한다.)
피시술자는 손바닥이 하늘을 향하도록 하여 팔을 나란히 펴고 눕는다. 시술자의 왼손은 검지와 중지를 사용하여 V(브이) 모양을 만들어 피시술자의 왼손목을 가볍게 잡는다. 오른손은 피시술자의 왼쪽 가슴 2/3지점(심장)에 위치하여 에너지를 전송한다.

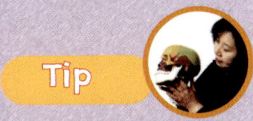

Tip

1. 정상적인 경우에 심장의 1/3은 오른쪽에, 2/3는 왼쪽에 위치하고 있다.
2. 시술 시에 피시술자의 상태에 따라 통증이나 열감, 피시술자의 몸의 떨림(wobbilng) 등을 느낄 수가 있으며, 보통의 경우에 7분이면 충분하나 반응에 따라서 시간을 늘려 (심장은 15분 이하) 충분히 풀어주도록 한다.

7. 위장질환-복통(배앓이)

1. 과식, 소화불량, 식중독 등 음식물에 의해 탈이 났을 때
2. 배뇨곤란(변비, 설사) 혹은 그로 인한 복통
3. 생리통 혹은 여러 요인에 의한 급성 복통
4. 막연한 복부불쾌감 및 장이 꼬이는 듯 아플 때

흉골부 Sternal region 하복부(배꼽 아랫부분)

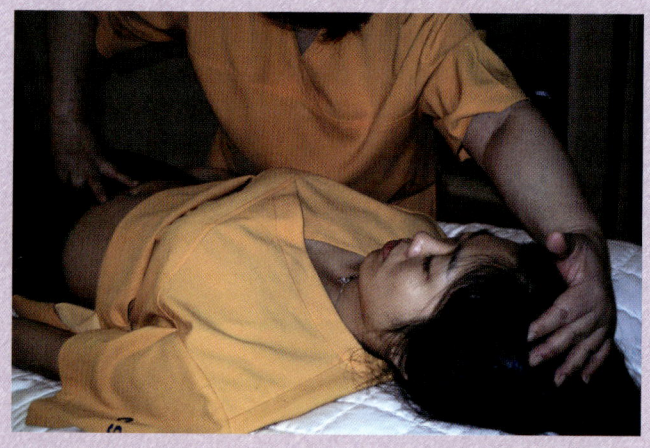

◀응용테크닉 : 다수의 손

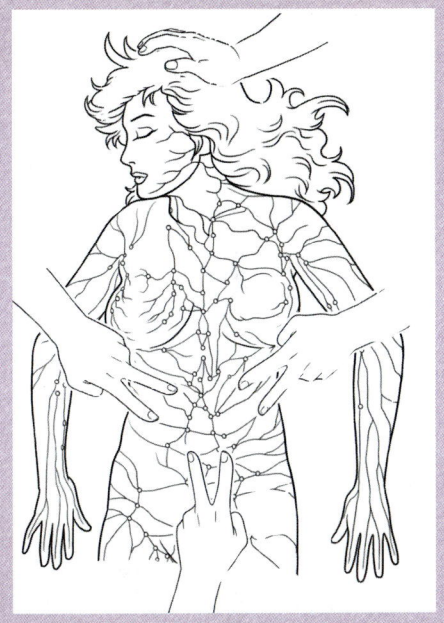

처치방법

시술자의 한 손을 펼쳐 피시술자의 두정부에 가볍게 얹는다.

오른손은 검지와 중지를 이용하여 V(브이) 모양을 만들어 하복부(배꼽 아래)에 위치하고 두정부를 향하여 에너지를 전송한다.

8. 척추 질환

1. 척추의 협착으로 인한 퇴행성 질환 및 디스크, 만성적 요통 등
2. 무리한 활동 혹은 물리적 충격으로 인해 척추가 손상 받았을 때
3. 장시간 바르지 못한 자세나 같은 자세로 인해 척추가 바르지 못할 때

두정부 Parital region와
경추 Cervical Vertebral (목이 아플 때)

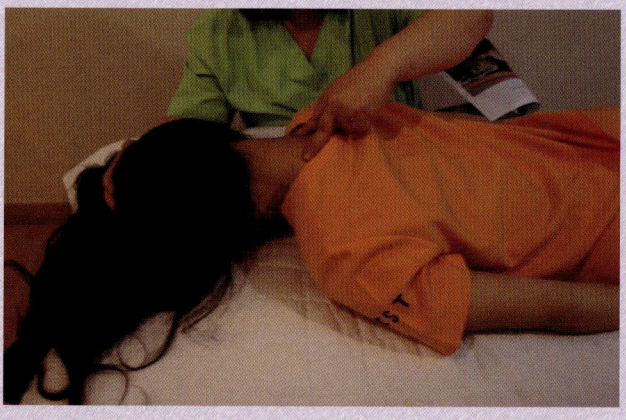

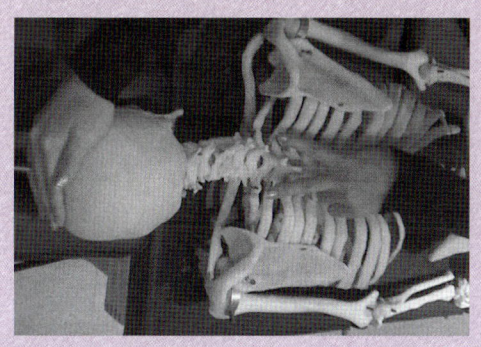

1-2

처치방법

시술자는 피시술자를 엎드리게 한 다음 한 손을 펼쳐 두정부를 가볍게 얹는다.

나머지 손은 검지와 중지를 이용하여 V(브이) 모양을 만들어 경추 7번에 위치하고 두정부를 향하여 에너지를 전송한다.

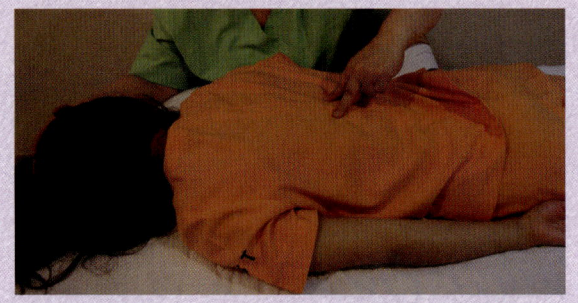

2

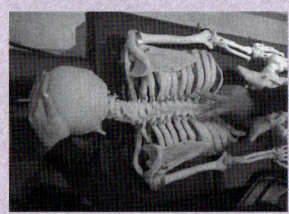

2-2

처치방법

시술자는 피시술자를 엎드리게 한 다음 한 손을 펼쳐 두정부에 가볍게 얹는다.

나머지 손은 검지와 중지를 이용하여 V(브이) 모양을 만들어 흉추 7~8번에 위치하고, 두정부를 향하여 에너지를 전송한다.

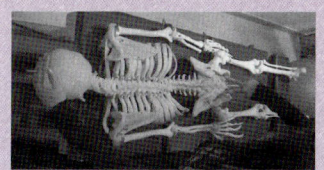
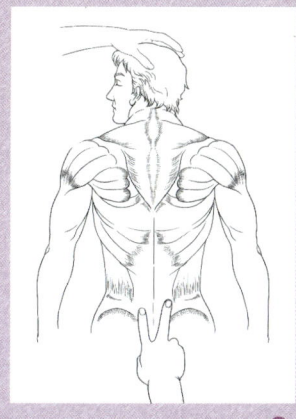

3-2

처치방법

시술자는 피시술자를 엎드리게 한 다음 한 손을 펼쳐 두정부에 가볍게 얹는다.

나머지 손은 검지와 중지를 이용하여 V(브이) 모양을 만들어 요추 5번에 위치하고, 두정부를 향하여 에너지를 전송한다.

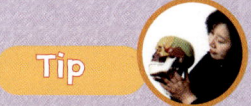
Tip

엎드려 있는 피시술자는 양손을 포개어 이마를 받치고 있거나, 고개를 옆으로 돌리는 등 본인이 편한 자세를 취하도록 한다.

21세기는 양자의학

- 그 중심에 있는 에너지 전송 테크닉

오늘날은 양자역학 시대에 해당한다. 우리가 일상에서 활용하고 있는 IT제품들은 바로 이것과 관련이 있다. 우리의 편리한 생활은 이미 양자의 세계가 지배하고 있다. 양자역학은 자연철학의 사상과도 상통하며, 음양오행에 관한 것도 양자의 세계와 긴밀히 닿아 있다. 또한 인체는 에너지를 발산하는데. 그 에너지는 바로 양자 에너지라 할 수 있다.

이러한 에너지를 활용하여, 놀라운 치유의 세계에 닿을 수 있다는 것이 최첨단 과학자들의 생각이다. 놀랍게도

이들의 생각처럼, 여기 제시하고 있는 에너지 전송 테크닉을 통해 신비한 치유와 문제해결의 세계가 열리고 있음을 직접 경험할 수 있게 되었다.

현대의학의 맹점은 여전히 무증상의 상태에서 조기발견이 어렵다는 점이다. 그러나 양자의학은 인체와 우주에 존재하는 에너지장 내에서 미세한 변화를 포착함으로써 병증의 이상현상을 발견할 수 있다. 그럼에도 현대의학의 힘에 밀려 양자의학의 위대성은 무시되고 축소되어 왔다.

이제 이처럼 신비한 양자의학의 영역이 수면위로 떠올라 현대인들의 삶에 변화를 가져오고 있다. 우리는 다양한 환경오염과 유전자 변형 시대에 살고 있다. 뿐만 아니라 수많은 스트레스에도 노출되어 있다. 단순히 현대의학의 방식만으로는 치료능력을 모두 갖추기는 어렵다는 것이다. 화학 약품과 수술만으로는 사람을 고칠 수가 없다.

이러한 시점에서 에너지 전송 테크닉을 양자의학의 테두리로 이해하는 것도 괜찮을 것이다. 모든 생명체는 에너지를 갖고 있으며, 양자 에너지장에 의해 형성되고 조절된다고 한다. 에너지장에는 또한 정보가 담겨 있으며, 에너지장을 통해 정신적, 육체적 진단이 가능하다고도 한다.

    우리의 몸은 반드시 에너지를 방출하고 있다. 에너지 방출이 없는 인체는 존재하기 어렵다. 태양열로 생명력을 끌어 올리듯이 에너지의 전송이 또한 신비로운 생명력을 이끌어 내는 것이다. 우주 안의 모든 만물은 상호간에 에너지를 주고 받는다.

    늙고 병든 사람들의 에너지는 건강하고 젊은 사람들에 비해 미약해져 있다. 그들에게 우주의 충만한 에너지를 주입시킨다면, 생명력이 촉진될 것이 분명하다. 우주 안에 엄청나게 편재해 있는 에너지를 인체의 내부로 끌어들일 수만 있다면, 또한 막힌 에너지의 통로를 정상으로 되돌릴 수만 있다면, 우리의 건강 역시 상상하기 어려울 정도로 변화할 것이다.

    우리가 에너지 전송 테크닉을 시도할 때, 인체 내부에 유입되는 에너지는 우리가 실제로 투여한 에너지 양보다 훨씬 많다. 에너지를 전송할 때, 우주에 존재하는 에너지도 함께 체내에 유입되기 때문이다. 이렇듯 인체의 에너지장과 우주의 에너지장이 서로 공명을 일으킬 때, 인체의 리듬은 최고로 활성화 된다. 이때, 우주의 정보가 인체 내부에 전달된다고 믿는다. 우주의 에너지를 인체가 흡수하듯 우주의 정보를 또한 인체가 흡수하게 되는 것이다. 가령, 우주 안에 어떤 통증을 치료하는 수단적인 정보가 존재한다면, 이러한 정보가 에너지 전송 테크닉을 통해 인체에 전달 됨으로써 치유의 세계에 닿을 수 있음을 의미한다. 이는 정말 놀라운 상상력이다. 하지만 에너지 전송 테크닉을 시도해 보면, 이것은 다만 상상력이 아니라 놀라운 현실이란 것을 깨닫게 된다.

우리는 당장 이런 일들을 경험할 수가 있다. 에너지장이 자연치유력을 소유하고 있음이 입증되는 순간인 것이다. 치유를 간절히 바라거나, 인체의 다양한 문제를 해결하기 원한다면, 마음도 일종의 에너지를 지니고 있다는 양자의학의 중요한 믿음이 더욱 값지다는 것을 깨닫게 될 것이다.

그러나 더욱 중요한 것은 인체에 존재하는 에너지장의 해체구조를 해소할 수 있어야 한다는 점이다. 산성체질의 몸이나 활성산소의 과잉에 의한 불균형 상태, 부목화 되어 버린 몸의 상태라면 순간적인 해결은 쉽지 않을 것이다.

체질의 변화를 이끌어 내고, 활성산소를 줄이며, 부목화 된 몸을 유연화 시키는 것이 먼저 요구된다. 이러한 요구를 갖추는 것은 CST나 SER(체성 감성)을 통해 가능하다. 따라서 에너지 전송 테크닉은 만성병이나 난치병에 있어서 CST나, SER을 함께 사용하면 더욱 놀라운 효과를 가져올 수가 있는 것이다. 인체의 구조적 변화는 내부 장기의 기능에도 변화를 일으킨다. 이러한 관점은 21세기 전인의학의 기본이라 할 수 있다.

양자의학의 핵심에서 반드시 기억할 것은 첫째, 마음은 에너지를 지니며, 다른 생명체로의 전달이 가능하고 둘째, 마음의 입자는 '사이트론'(=마음을 구성하는 아주 작은 입자)으로 되어 있는데, 몸 밖으로 나가 다른 사람에게 영향을 줄 수 있으며 셋째, 마음은 몸에서의 이탈이 가능하여 멀리에 있는 사람에게 간절한 치유의 마음(=에너지)을 전달할 수 있으며 넷째, 정신분석학자인 '프로이드'나 '융'의 말처럼 무의식 속에서 무한한 잠재의식을 활용해 질병을 치료할 수 있으며 끝으로, 조건없는 사랑의 마음은 우주의 기(氣)와 통해 육체의 질병을 치료할 수 있다는 점이다.

    양자의학의 시대에 에너지 전송 테크닉이야말로 인류가 누려야 하는 값진 선물이라고 생각한다. 엄밀히 말해 에너지 전송 테크닉에 관한 이러한 호의는 양자의학의 인식으로부터 비롯된 것이라고 말해도 좋을 것이다.

9. 손 · 팔이 불편할 때

1. 물리적 충격으로 인한 통증이나 근육통
2. 가시와 같은 이물질이 박혀 빠지지 않을 때
3. 고름이나 상처로 인해 피가 나고 아플 때
4. 반복된 동작으로 인해 손목이 저리고 아플 때
   (팔목 터널 증후군)
5. 손가락이나 팔목을 삐었을 때

주관절, Elbow 과 수근골 Carpals

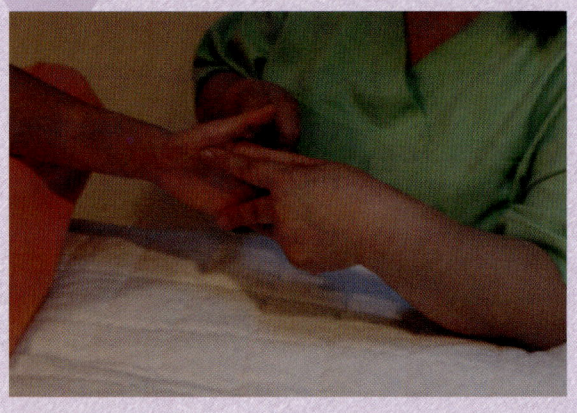

Step 1

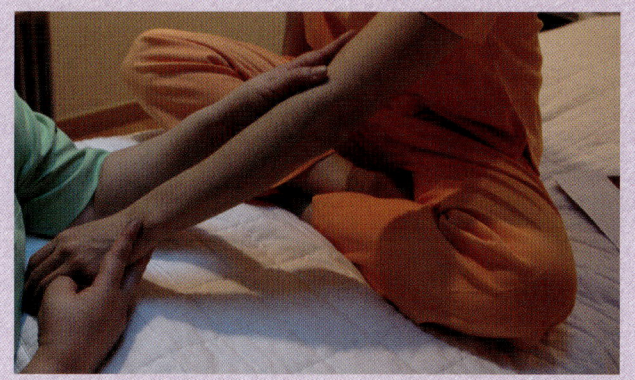

Step 2

처치방법

1. 시술자는 양손의 검지와 중지를 이용하여 각각 V(브이) 모양을 만든다. 한 손은 피시술자의 아픈 부위와 나란히 위치하고 나머지 손은 아픈 부위의 반대방향에서 아픈 쪽에 위치한 V(브이) 모양의 검지와 중지 사이로 총을 쏘듯 에너지를 전송한다.

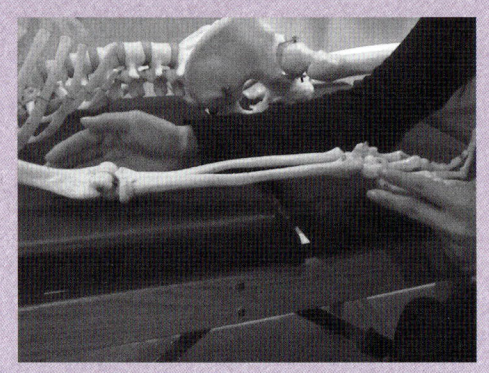

2-2

처치방법

2. 시술자의 한 손을 피시술자의 팔꿈치 인대(외측 혹은 내측)에 위치하고, 나머지 손은 검지와 중지를 이용하여 V(브이) 모양을 만든 다음 팔목인대(외측 혹은 내측)에서 팔꿈치에 위치한 손을 향해 대각선 방향으로 에너지를 전송한다.

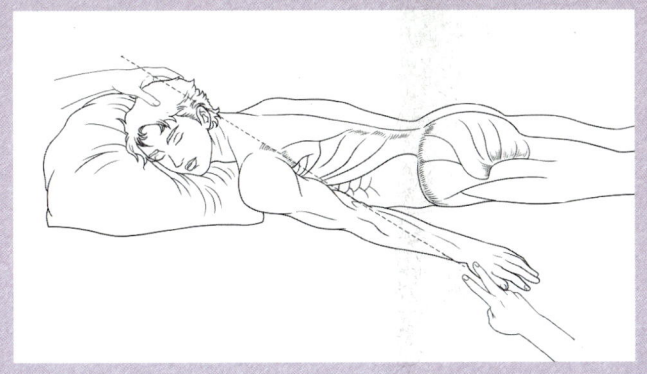

Step 3

처치방법

3. 피시술사는 아픈 쪽 팔을 나란히 하여 엎드리도록 한다. 시술자의 한 손은 펼쳐 두정부에 가볍게 얹고 한 손은 검지와 중지를 이용하여 V(브이) 모양을 만든 다음 괄목에 위치하고 두정부를 향하여 에너지를 전송한다.

10. 발목, 무릎 및 대퇴부

1. 과격한 운동으로 인해 인대에 손상이 생겼을 때(십자인대 등)
2. 하지 순환장애, 무릎부종, 관절염 등으로 고생할 때(보행이 불편할 때)
3. 물리적 충격으로 인하여 (엉덩방이 찧기 등) 통증이 따를 때
4. 좌골신경통 등 무릎, 대퇴부에 걸친 관련 질환

슬와부 Popliteal region 와 발목 Ankle

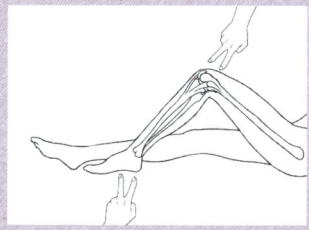

처치방법

(시술자는 양손의 검지와 중지를 이용, 각각 V 모양을 만든다.)

1. 시술자의 한 손은 피시술자의 무릎(내측인대 혹은 외측인대)에 위치하고, 나머지 손은 발목(외측인대 혹은 내측인대)에 위치하여 아픈 부위의 V(브이) 모양의 검지와 중지 사이로 총을 쏘듯 에너지를 전송한다.

서혜부 Groiu와 슬와부 Popliteal

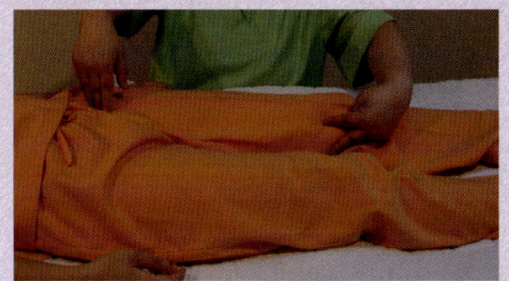

2

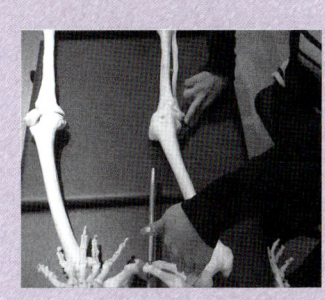

2-2

2. 시술자의 한 손은 꼿꼿히 펴서 피시술자의 서혜부(상부 혹은 하부)에 위치한다. 나머지 손은 검지와 중지를 이용하여 V(브이) 모양을 만든 다음 무릎(외측인대 혹은 내측인대)에서 서혜부에 위치한 손을 향해 대각선 방향으로 에너지를 전송한다.

67

두정부 Parietal region 와 대퇴부 Hip

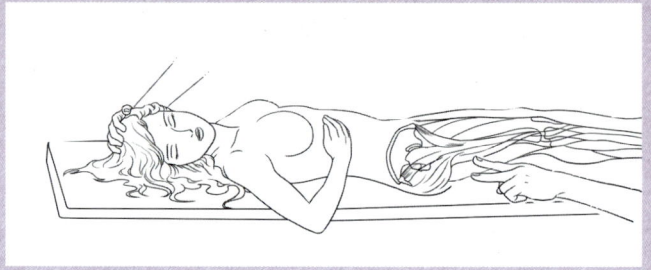

3

처치방법

3. 시술자의 한 손을 펼쳐 두정부에 가볍게 얹는다. 나머지 손은 검지와 중지를 이용하여 V(브이) 모양을 만든 다음 대퇴부(외측인대 혹은 내측인대)에 위치하여 두정부를 향해 에너지를 전송한다.

슬와부 Popliteal region 외측인대와 내측인대, 전방인대와 후방인대

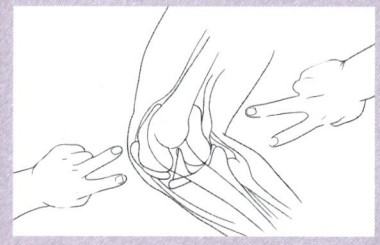

4

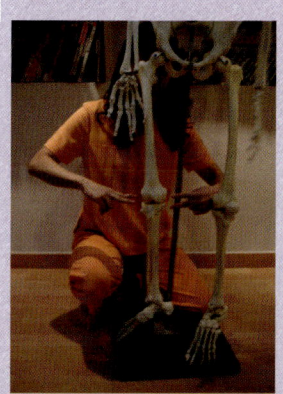

4-2

처치방법

4. 시술자의 두 손은 무릎의 내측인대 · 외측인대 혹은 전방인대 · 후방인대에 위치하여 아픈 부위의 V(브이) 모양의 검지와 중지 사이로 총을 쏘듯 에너지를 전송한다.

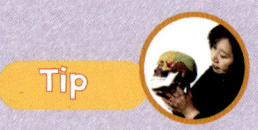

1. 상황과 장소에 따라 피시술자는 어떠한 자세로든(서거나, 앉거나, 눕는 등) 시술 받을 수 있다.
2. 양쪽 다리 모두 문제가 있을 시 번갈아서 적용 가능하다.

새로운 패러다임의 시대로

이제 우리의 인식을 달리해야 한다. 세상은 끊임없이 변하고 있다. 뉴턴의 시대가 가고, 아인슈타인 시대가 도래한 것처럼, 이제 다시 우리는 새로운 패러다임 시대를 열어가고 있다. 옛날에는 물질문명의 주도하에 과학의 인식이 필요하였지만, 이제 과학은 기존의 궤도를 뛰어 넘었다. 우리의 관심은 은하계 너머까지 뻗쳐 있다. 지금까지 확정적이던 학문의 체계 역시 새로운 패러다임을 수용하고 있다.

현재 서양에서 동양학의 관심이 불 붙고 있는 것도 이같은 현실을 반영하고 있다. 의료체계에서 조차 동서의학을 수용하기 시작했던 것도 이와 그 맥을 같이 한다.

　아인슈타인이 위대한 것은 절대적 법칙을 탈피, 상대적 관점으로 물질을 이해했기 때문이다. 물질은 언제나 에너지로 변하며, 에너지 또한 언제나 물질로 집약할 수 있다고 그는 주장했다. 이러한 관점의 탈피는 인류에게 가장 강력한 영향을 끼칠 수 있는 원자폭탄을 제조하기에 이르렀다.

　소립자의 세계를 우리는 육안으로 볼 수가 없다. 은하계 밖의 별에 사는 생명체를 상상하기란 결코 쉬운 일이 아니다. 그럼에도 그곳에는 진실이 숨겨져 있다. 인간의 한계 때문에 실재하는 진실은 토막토막 끊어진다.

　빛과 소리, 맛과 느낌, 냄새와 감촉 등은 신경계의 인식작용을 통해서 뇌에 연속적으로 전달된다. 우리는 이렇듯 존재하지만 볼 수 없는 연속적인 세계를 받아들여야 한다.

　이제 그럴 때가 되었다. 에너지 전송에 관한 것들 역시 실재 일어나지만 믿기지 않는 놀라운 일들은 자체의 진실을 담고 있다. 우주의 진실이요, 세계에 대한 진실이다. 이제야말로 믿음을 통해 V-spread의 놀라운 치유의 효과를 경험하기 바란다.

※에너지의 실체 이동 경로

물체의 분해 → 분자 → 원자 → 전자&양자 → 중성자 → 소립자(진동성 회전)
※물질의 결합과 분리 에너지 생성
※우주는 하나의 에너지 장으로 연결되어 있다.
※자신과 가족의 건강은 내가 책임을 진다.

11. 뒤꿈치와 종아리

1. 물리적 충격으로 뒤꿈치가 아플 때
2. 무리한 운동으로 종아리 뒷근육이 불편할 때
3. 보행시 종아리와 발꿈치가 아프거나 불편할 때
4. 다리 부종 등

뒤꿈치가 아플 때

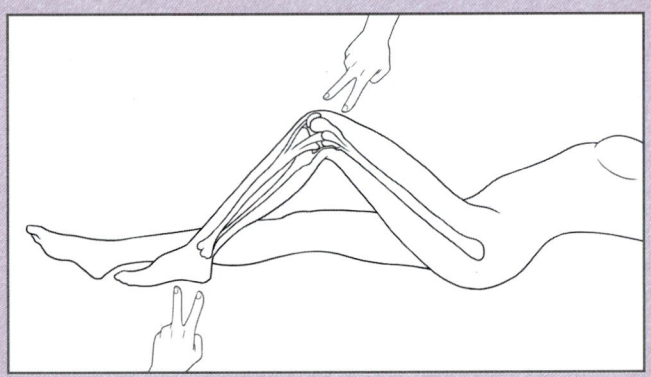

1

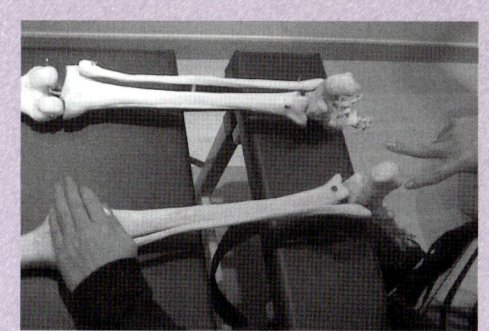

1-2

처치방법

(피시술자는 편안히 눕거나 엎드린 자세를 취한다.)

1. 시술자는 한 손을 펼쳐 피시술자의 아픈 쪽 다리의 슬와·오금부에 전체적으로 위치한다. 나머지 손은 검지와 중지를 이용하여 V(브이) 모양을 만들어 종골부에 위치하고, 슬와·오금부를 향하여 에너지를 전송한다.

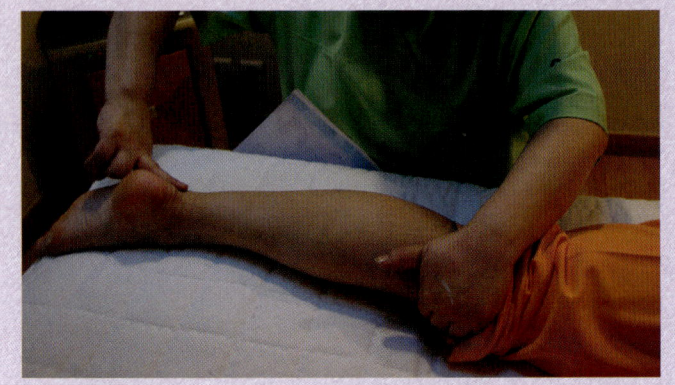

2

처치방법

2. 시술자는 한 손을 펼쳐 피시술자의 슬와·오금부의 내측(혹은 외측, 그리고 번갈아서)을 전체적으로 가볍게 감싸준다. 나머지 손은 종골부의 외측(혹은 내측, 슬와·오금부에 위치한 손과 대각선 방향)에서 슬와·오금부를 향해 에너지를 전송한다.

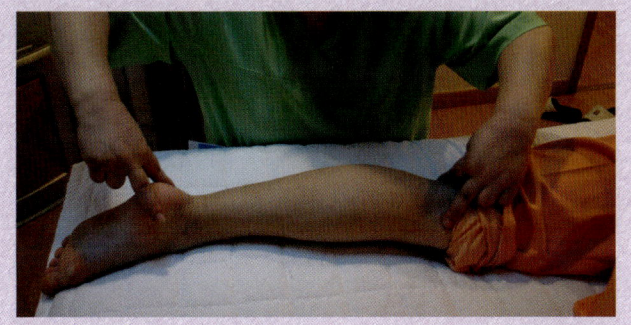

3

처치방법

3. 시술자의 양손은 검지와 중지를 이용하여 V(브이) 모양을 만든다 한 손은 피시술자의 슬와·오금부에서 종골부를 향하여 V(브이) 포지션을 취하고, 나머지 손은 종골부의 외측 (혹은 내측, 그리고 번갈아서)에서 슬와·오금부를 향하여 에너지를 전송한다.

12. 발과 발목

무좀·습진이 있을 때

물리적 충격으로 발등 및 발이 아플 때

무리한 운동으로 발과 발목을 삐었을 때

붓거나 염증이 있을 때

이유없이 불편하거나 통증이 있을 때 등

종궁 Longitudinal arch (발바닥)

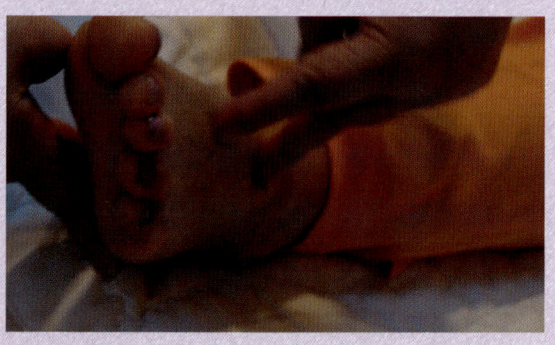

1

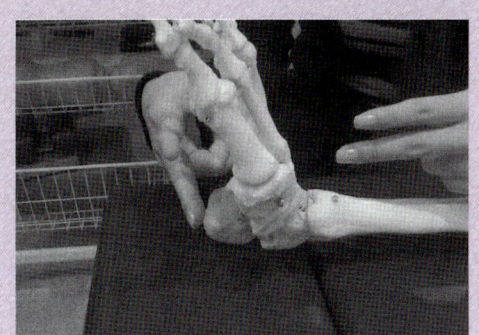

1-2

처치방법

1. 시술자의 양손은 검지와 중지를 이용하여 V(브이) 모양을 만든다. 한 손은 피시술자의 아픈 발바닥 부위에 나란히 위치하고, 나머지 손은 발바닥에 위치한 V(브이) 모양의 검지와 중지 사이로 총을 쏘듯 에너지를 전송한다.

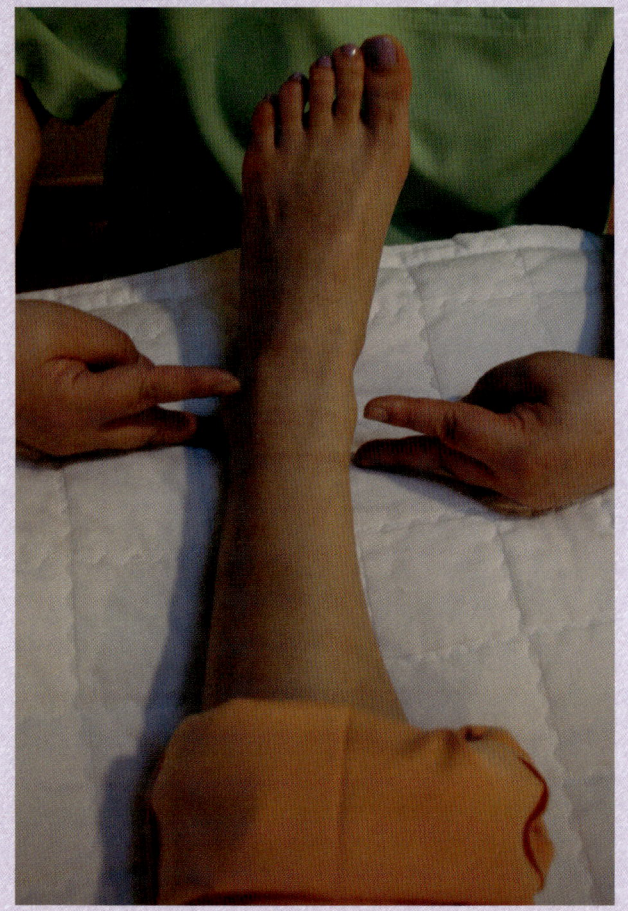

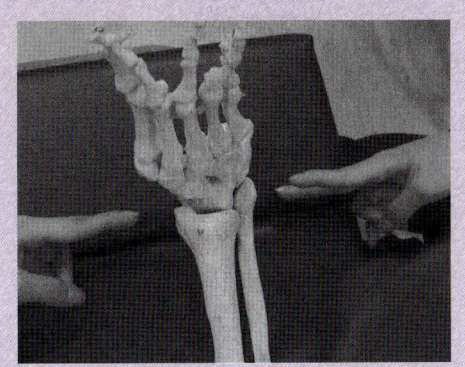

2-2

처치방법

2. 시술자의 양손은 검지와 중지를 이용하여 V(브이) 모양을 만든 다음, 피시술자의 발복 내측과 외측에 각각 위치하여 총을 쏘듯 에너지를 전송한다.

발목 염좌 임상 사례

증상 왼쪽다리를 접질러(염좌) 무릎·발목이 퉁퉁 붓고, 통증을 동반하며 걷기 힘들다.

포지션 왼손은 슬개골 안쪽에 컵 모양을 만들어 대고, 오른손은 복숭아 뼈 아래쪽에서 상부를 향해 V자 모양을 했다.

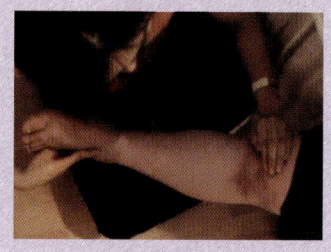 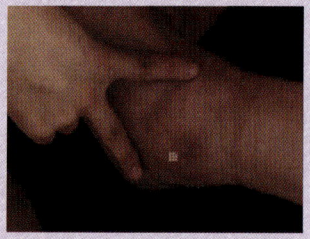

**발과 슬개골 염좌를 위한
V-spread 에너지 전송포지션**

전에 목욕탕에서 미끄러져 왼쪽 외측인대를 다치는 사고가 있었다. 다리가 퉁퉁 붓고 걷기가 힘들 정도였는데, 물리치료를 받았으나 차도가 없었고, 사정상 다른 치료를 하기 어려워 그때그때 임시적으로 조치를 취하고 있었다. 한동안 아무렇지 않다가 피로가 쌓인 어느날 아침, 잠자리에서 일어나려는데 다리를 쓸 수 없을 정도로 아프며 아킬레스건에 힘을 줄 수가 없어 왼쪽 다리로는 도저히 체중을 지탱할 수 없을 정도였다. 침을 맞고 파스를 붙여 임시조치를 했으나, 여전히 쩔뚝대며 걸었다. 그리고 다음 날 V-spread를 약 1시간 반 정도 시행했다.(보통 7분 이내 통증 사라짐)

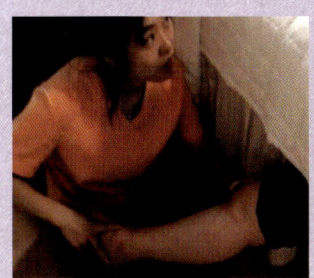 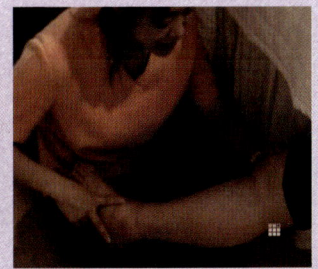

염좌로 고통을 호소하시는 피술자에게
V-spread 에너지 전송을 시도하다.

V-spread 전

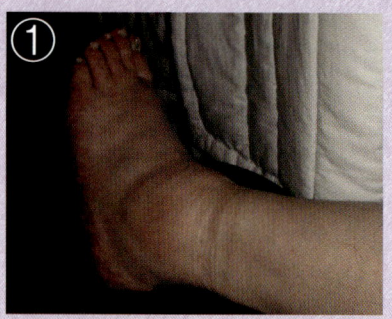

전체적으로 울퉁불퉁하다. 특히 복숭아 뼈를 비롯하여 발목 전체적으로 부어 있으며 발등도 많이 부어 있다.

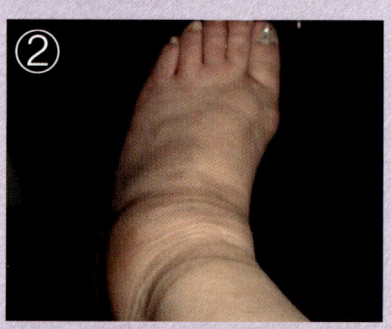

울퉁불퉁 부어있는 상태

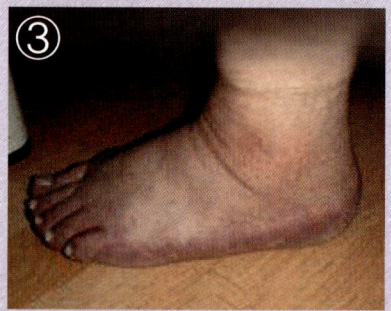

옆 라인으로 보면 발등과 발목, 복숭아 뼈가 퉁퉁 부어 윤곽을 알기 힘들다.

V-spread 후

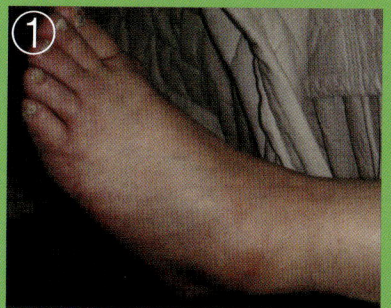

발등 안쪽과 발등의 이어지는 라인에 붓기가 많이 가라앉은 상태. 복숭아 뼈 뒤쪽과 아래 쪽으로 아직 부어있다.

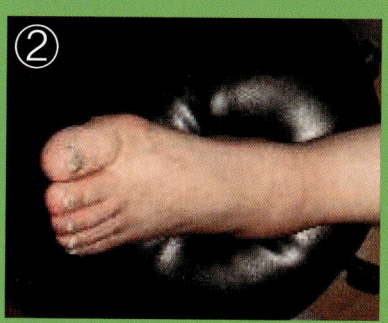

앞쪽 붓기가 많이 빠져 라인이 매끄러워졌다.

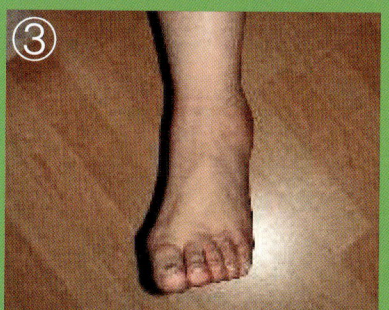

발등과 발목의 붓기가 빠져 발 모양이 나옴. 옆 사진과 비교해 봤을 때 같은 다리라고 보기 힘들 정도이다.

새로운 생명체,
바이오 플라즈마란?

우리는 플라스틱 속에 엄청난 정보와 지식을 저장하는 시대에 살고 있다. 납작하고 딱딱한 플라스틱 조각의 위대함! 그 위대함의 창조자는 바로 인간이다. 인간은 플라스틱 내부에 매우 섬세한 회로를 연결함으로써 생명력을 불어넣었다.

이러한 인간의 어디가 그렇게 똑똑한가? 바로 인체가 똑똑한 것이다. 인체의 피부조직은 스스로 기억력을 지니고 있다. 그래서 티슈 메모리라는 말을 사용한다. 조직이 기억을 지니는 놀라움, 인체내부에 치유의 의사를 지니고 있다는 말이 결코 틀리지 않다.

모든 생명체에서 에너지가 감지된다. 물론 그러한 에너지는 눈에 보이지 않는다. 그래서 우리는 이를 제4의 물질이라 부른다. 천둥번개가 치는 날, 그 찰라의 번개, 섬뜩섬뜩 우리의 의식과 시선을 자르는 번갯불, 이러한 번개는 고도로 이온화된 물질이다. 형광등에서 산란하는 빛이 부화하듯 떨어지는 불빛 속에도 이온화 된 물질이 존재한다. 전문적인 용어를 빌리자면, 바이오 플라즈마 즉 이온 혹은 전자라는 것이다. 이러한 것의 실질은 바로 에너지인 것이다.

　생명체에서 끊임없이 스며나오는 에너지! 건강한 사람

은 몸에서 45cm내외의 에너지 장(場)을 형성하고 있다는 사진촬영에 서양의 과학자들은 성공했다. 생명체에서 끊임없이 나오는 빛, 즉 바이오 플라즈마는 태양표면의 변화에 동시적으로 변화한다고 한다. 빛이 지구에 도달하는 시간은 8분이나 되는데 바이오 플라즈마는 우주 어디에서나 동시에 작용한다는 것! 인체의 위대함이 입증되는 순간인 것이다. 우주 에너지 장이 하나라는 것은 나타나는 현상은 달라보여도, 결국에는 상호간에 영향을 미치게 된다. 나비효과와 같은 개념을 확대한 것이다.

    인체의 놀라운 능력을 우리는 믿어야 한다. 무한한 능력이 잠재되어 있음을 우리는 믿어야 한다는 점이다. 우리

인간은 스스로 심층의식에 잠재하는 정보, 자신의 운명이나 전개될 인연들, 미래의 모든 비전들까지 예측할 수 있는 능력을 지니고 있다. 그러한 능력을 믿고 선택하는 것이 여기에 제시하는 치유의 플랜에 동참하는 것이다.

    모든 선택은 우리의 의지일 뿐이다. 그렇기 때문에 우리의 의식이 중요한 것! 의식의 내면을 들여다 보아야 한다. 생명체에서 발견되는 보이지 않는 에너지, 제4의 물질인 바이오 플라즈마의 존재를 인식할 때, 우리의 상상력은 최대한 확대될 것이다. 그 상상력의 너머에 간절한 우리의 바람이 함께 존재한다. 특히 치유의 바람일 때, 그 무한한 능력의 확신은 성큼 다가서지 않을까?

13. 정신적 · 감정적 상처

1. 외상 후 스트레스 장애(PTSD), 폭행(교통사고, 성적 피해, 군대 기합, 화재, 전쟁 등)
2. 평소 잦은 스트레스로 인한 감정조절 문제(소아 감정충격, 부모의 잦은 싸움, 결손가정)
3. 모욕 등으로 인해 쉽게 치유되지 못한 마음의 상처(군대, 이혼, 다툼 등)
4. 홧병, 자율신경실조증, 우울증

두정부 Parietal region와 경추 Cervical Vertebral

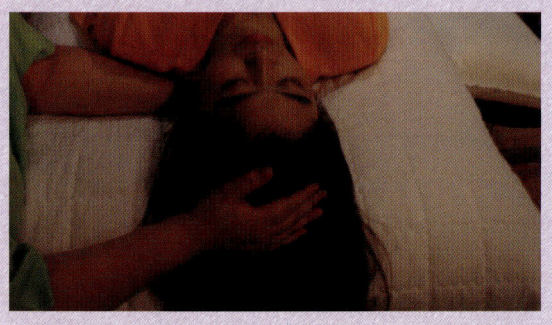

1. 시술자의 한 손을 펼쳐 피시술자의 두정부에 가볍게 얹는다. 나머지 손을 펼쳐 경추 7번 아래에 위치하고 에너지를 전송한다.

두정부 Parietal region와 흉추 Thoracic Vertebral

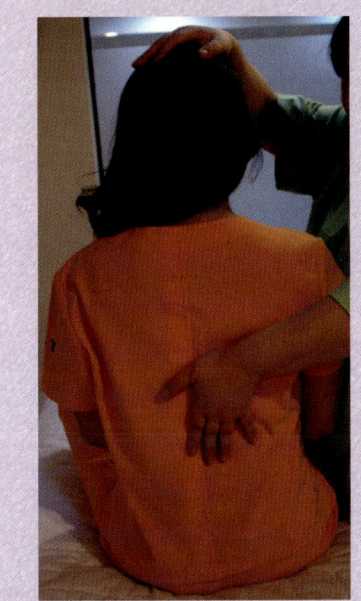

2

처치방법

2. 시술자의 한 손을 펼쳐 피시술자의 두정부에 가볍게 얹는다. 나머지 손은 흉추에 손바닥 전체로 감싸듯 위치하고 에너지를 전송한다.

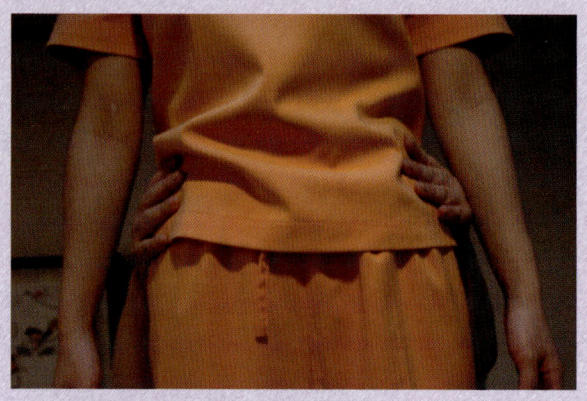

3

3. 시술자는 피시술자의 양쪽 장골능을 손바닥 전체로 가볍게 감싸안고(안으로 살짝 넣어주듯이) 움직임을 느끼며 에너지를 전송한다.

Tip

1. 1, 2, 3번의 경우에 모두 피시술자는 편하게 누워서 시술 받기를 권유하며, 상황이 여의치 않을 시에 피시술자는 앉거나 혹은 서서 이 방법을 적용받을 수 있다.
2. 이 테크닉은 30분 이상의 긴 시간을 필요로 하며, 때에 따라 피시술자가 다양한 반응(울거나 웃거나 소리치거나 몸이 움직이는 등)을 보일 수 있다.
3. 동시에 2명 이상의 시술자가 '응용테크닉 : 다수의 손'을 시행하면 더욱 좋다.

통증의 출발점

----에너지 전송은 히스타민을 강력히 활성화시킨다

 통증은 근막에서 비롯된다. 근육은 하나의 겹(근막)이 아니라 여러 개의 겹으로 쌓여 있다. 닭을 잡을 때 처음 벗겨내는 바깥 껍질이 근막이다. 근막은 몸체를 전체적으로 덮고 있다. 그래서 근막은 필요에 따라 늘어나기도 하고 수축하기도 한다. 그런데 근막에 상처가 나거나 유착이 생기면 근막이 정상적인 움직임을 하지 못한다.

 근막에는 통증 등을 인식하는 지각신경과 반사작용 등을 하는 운동신경이 있다. 근막에 문제가 생길 때 통증의 원인이 되며, 긴장의 원인이 된다. 우리 몸은 전기를 전달하는 전도체라 할 수 있는데 전기가 제대로 흘러가지 못하면 문제가 발생하게 되는 것이다. 근막이 유착되거나 근막에 곪은 현상이 나타날 때에 전기를 전달하는 전도체의 기능 역시 장애를 받는 것이다.

근막의 통증은 단순히 그 부위의 문제만을 의미하는 것이 아니다. 우리 몸에서 폐나 간 등은 통증을 느끼지 못하는 장기이다. 그런데 폐 등에 화농현상이 있을 때, 폐가 커지면 근막이 늘어나고 근막이 통증을 느끼게 된다. 수술시 상처가 크면 전기가 흘러가는 전도체의 저항이 크다. 이러한 것이 통증의 원인이 되기도 한다. 근막의 통증은 이처럼 심각한 정보를 제공하는 수단이 되기도 한다.

근육의 신진대사가 원활하지 않을 때 인체는 피로를 느낀다. 피로는 인체내에 젖산이 쌓여서 나타나고, 젖산을 분해하면 피로가 풀린다. 젖산은 신경을 자극한다. 이러한 신경자극이 통증으로 나타나게 되는 것이다. 최초 아픈 지점, 즉 발통점(=Trigerpoint)이라 하는데 근막 통증의 특

징은 통증이 방사된다는 점이다. 다시 말해 통증이 흘러간다는 것이다. 따라서 하나의 통증은 다양한 의미를 지닌다고 할 수 있다.

인체의 세포가 자극을 받으면 히스타민이 발생한다. 히스타민은 신경전달 물질이며 생리작용을 조절하는 등 생명활동에 반드시 필요한 존재이다. 이렇게 중요한 역할을 수행하는 히스타민은 에너지 전송을 통해서도 발생한다. 히스타민은 혈관을 확장시키는 역할을 하므로 따라서 에너지 전송을 통해 인체의 활성화나 통증의 치료를 한다는 것은 당연한 귀결이다. 지압이나 강한 마사지 같은 강렬한 접촉은 오히려 활성화를 억제하며, 혈관을 축소한다. 스트레스, 과긴장, 고질병, 자율신경 장애, 우울증, 학습장애, 혈압이 높은 사람에게 압박은 금물이다. 강한 압박이 안티히스타민을 유발시킨다는 것을 잊어서는 안된다. 그러나 우리의 몸에 유익한 히스타민을 발생시키는 에너지 전송이야말로 그 어떤 경우에도 효과가 탁월하다.

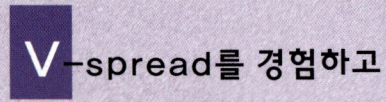 V-spread를 경험하고

정말 신기한 경험

인간은 몸의 균형을 유지할 때 건강하다고 말할 수 있을 것이다. 하지만 인간은 세상을 살아가면서 외부 환경에 따라 인체의 균형을 잃게 마련이다. CST요법은 이러한 인체의 균형을 유지시켜 신체의 항상성을 강화해주는 치료법이다. CST요법을 받은 이후로는 편안하게 심신이 이완된 상태로 매번 가뿐한 몸과 상쾌한 기분으로 집으로 돌아갈 수 있었다.

한번은 어머니가 빙판길에 넘어져 팔을 다치신 적이 있었다. 그 때 원장님이 가르쳐 주신대로 손을 통해 치료에너지를 전송하는 'V-spread 에너지전송기법'을 따라해 보았다. 사실 나는 전혀 테크닉을 자유자재로 구사할 수 없는데도 그대로 따라했을 뿐인데 잠시 후 손가락에 꿈틀꿈틀 와블링 현상이 일어나기 시작했다. 그리고는 얼마 후에 어머니께서 팔에 통증이 사라졌다고 하셨다. V-spread 에너지전송 기법을 통하여 몸 안에 들어온 통증을 즉각 제거할 수 있음을 직접 확인한 신기한 경험이었다.

이 책에는 생활 속 다양한 상황에서 활용할 수 있는 V-spread 에너지전송 테크닉들이 아주 쉽게 소개되어 있다. 가까이 하여 건강한 인생을 사는데 큰 도움이 되길 바란다.

김재윤 (서강대학교 사학과 학생)

놀라운 회복력-수 많은 경험 사례

사람들은 어딘가에 부딪혀 다치게 되면 일단은 통증을 가라앉혀 주는 것이 먼저라고 생각한다. 그래서 진통제를 맞거나 약을 먹기도 한다. 그렇게 하여 통증이 사라지면 문제도 전부 사라진 것이라고 '착각' 하게 된다. 우리의 몸은 그렇게 단순하고 멍청하지 않다. 겉으로는 멀쩡해보이나 사람들이 다 나았다고 착각하는 '통증이 사라지는 순간' 부터가 우리의 몸의 문제의 시작점인 것이다. 그때부터 우리의 몸은 서서히 멍들어 간다. 그렇게 축적된 에너지 낭포는 언제인지 알 수 없는 가까운 혹은 먼 훗날 여러 가지 문제를 한꺼번에 몰고 오는 것이다. V-spread 에너지 전송 테크닉은 바로 이러한 문제점을 해결해 주는데 가장 큰 역할을 하고 있다. 약을 먹거나, 주사를 맞거나, 수술을 하지 않고서도 오히려 근본적인 해결이 가능한 것이다.

나에게 있어 CST는 '신뢰와 사랑'이라고 정의할 수 있다. 그야말로 건강한 몸을 새로 탄생시키기 위하여 시술자와 피시술자간의 깊은 신뢰가 없이는 힘들 것이다. CST 응용테크닉의 하이라이트라고 할 수 있는 V-spread 에너지 전송 테크닉은 빠른 시간 안에 놀라운 통증회복력을 보여줌으로써 사람들에게 신뢰도를 쌓을 수 있는 좋은 계기가 되어 주었다. 단 7분만의 위력은 직접 경험해보지 못한 사람들은 느낄 수가 없는 감동이었다. 내 가족과 주변사람들과의 관계 또한 돈독해졌다. 뇌출혈로 쓰러진 할머니의 중환자실을 오가며 포지션 앤 홀드와 CST를 해드린 경험, 급체 후 갑갑함과 가슴통증을 호소하던 친구에게 횡격막 풀어주기와 V-spread를 결합하여 통증을 사라지게 했던 경험, 목욕탕에서 미끄러져 인대가 늘어나고 발목이 퉁퉁 부은 분께 V-spread의 다양한 테크닉을 망라하여 2번만에 한결 발목이 나아지고 붓기를 모두 가라앉게 했던 경험 등 CST와 V-spread 에너지전송의 조합은 그야말로 환상의 파트너이다. 또한 받으시는 분들 모두가 긍정적인 에너지를 가득 채워가셨다.

V-spread 에너지전송 테크닉은 쉽고 간편하게 익힐 수 있다. 이것은 특별한 사람들에게 주어진 특혜가 아닌 누구나 할 수 있는 대중적인 테크닉인 것이다. 시간과 장소에 구애 받지 않고, 단 두 손만으로 도움을 줄 수 있다는 것이 가장 큰 장점이다. 여러분도 할 수 있다. 믿고 따라해 보길 바란다. 일상생활에서 이 테크닉을 구사할 수 있다는 것은 예민한 우리의 몸을 살리는 가장 효과적인 방법인 것이다.

이슬 (CST Therapist, 7년 차 과정)

'돈오'에게 베푼 에너지 전송

 우리 가족이 사랑하는 강아지 '돈오'가 어느 날 동물병원에서 예방주사를 맞고 집에 왔는데 너무 아파하면서 걷지를 못했다. 나는 너무 당황했지만 에너지 전송을 배웠기 때문에 진정을 하고 배운 데로 따라해 보았다. 우리 '돈오'의 아픈 다리를 향해 두 손으로 에너지 전송 테크닉을 시도했다. 약 20여 분 정도 시간이 흘렀다. '돈오'를 사랑하는 마음 탓인지 20여 분의 시간이 결코 길지 않았다. 예상대로 반응이 직접 나타났다. 즉각적으로 호전되어서 언제 아팠냐는 듯 뛰어다녔다. 너무 신기한 느낌이었다.

 나는 CST를 배운 것을 자랑스럽게 생각했다. 에너지 전송은 CST 여러 테크닉 가운데 하나이다. 내 자신이 말 못하는 동물의 고통을 줄여 줄 수 있다는 사실이 대견했으며, 에너지 전송 자체에 대해 감사하는 마음을 전하고 싶었다. 가정에서 정말 필요한 주치의는 단연 CST라고 생각한다. 에너지 전송은 그 중 가장 쉽게 따라해 볼 수 있는 테크닉이며, 효과는 놀랍다. 근본 원리를 알고나면 응용방법은 수없이 많이 있다. 주위에 아프신 분들이 나만 찾는다.

조계종 불자 김 민경

"태아가 전혀 안 내려 왔네요."

분만 예정일을 1주일이나 넘긴 날 오전, 주치의는 조심스럽게 말을 건넸다. 그리고 3시간 20분 후, 딸아이는 건강하게 태어났다. 흔한 분만촉진제 한 방울 쓰지 않고 ….

비결은 CST였다. 김선애 소장의 손이 '마법'을 부린 것이다. 김 소장이 치료를 시작하자마자 진통이 시작했고, 이후는 일사천리였다. 32시간이나 진통했던 첫 아이 때와는 달라도 너무도 달랐다.

만성피로에 시달리던 내가 CST를 알게 된 건 정말 행운이었다. 나를 괴롭히던 원인을 알 수 없는 증상들은 내 몸의 '구조' 탓이란 걸 뒤늦게 알게 된 것이다. 내 몸의 두개골과 천골 그 외의 뼈들이 여러 가지 이유로 틀어져 있으면서 주변 근육이 굳고, 주변 신경망이 제대로 작동하지 않았다는 것이다. CST는 바로 이런 근육을 풀고 신경망을 되살리는 가장 효과적인 방법이다.

사실 인체의 구조와 기능의 관계에 대한 이런 접근법은 새삼스러운 것은 아니다. 많은 다른 대체의학의 방법들과 현대의학의 일부 분야도 이런 생각을 전제로 하고 있기는 하다. 그러나 아직도 많은 사람들이 의료기관에서 각종 증상들을 호소하면 '원인을 알수 없다.'는 답변만을 듣는 것이 현실이다.

그렇다면 왜 하필 CST인가 ….
우선 부작용이 전혀 없다. 직접적이고 급격한 힘을 가하지 않고 흐름만 유도해 줄 뿐이기 때문에 인체 스스로 '알아서' 되돌린다.
내 경험을 통해서 봐도 인체의 복원력은 우리가 상상하는 것 이상이다. 우리 몸의 뼈가 고무줄처럼 늘어나기도 한다는 것을 체험으로 안다는 것은 정말 대단한 일이다. 그래서 시간이 많이 걸린다. 진정한 변화는 번갯불에 콩 구어 먹듯 오지는 않는 것 같다.

무엇보다 가장 마음에 든 것은 이론적 체계가 확실하다는 점이다.

김선애 소장의 전작인 번역서 '뇌의 탄생'이나 '인체와의 대화', 저서 '두개천골요법'을 읽어 보면 CST가 얼마나 인체에 관한 과학에 근거하고 있는가를 알 수 있다.

해부학이나 생리학 같은 과학적 지식의 기반 없이 단순한 임상사례나 감각에 의존한 치료법들은 그 한계나 부작용이 명백하다. 많은 다른 대체의학의 방법들이 수많은 임상효과에도 불구하고 제대로 '대접'을 받지 못하는 까닭이 여기에 있지 않나 싶다.

필자는 CST를 통해서 건강을 되찾았고, 예쁜 딸아이도 낳았다. 임신 기간 내내 CST를 받을 때마다 아이의 태동이 더 활발해지는 것을 느끼면서, 몸을 되살리는 데 CST가 정말 안전하면서도 효과적인 방법이라는 확신을 더 갖게 되었다. 이 글을 빌어 연구소 문까지 닫아가면서 분만을 도와준 김선애 소장에게 진심으로 감사하고, 다른 많은 사람들도 김선애 소장의 저서들을 읽고 CST를 알게 되는 '행운'을 얻기를 바란다.

남주리
(前 조선일보기자)

에너지 전송을 끝내면서

　지금까지 나를 통해 간접적으로 놀라운 치유의 세계를 들여다보았다. 물질과 의식, 과학과 정신의 세계를 더듬으면서 에너지 전송의 존재가치를 높이고자 하였다. 나는 여러분들이 어느 편에 서 있든지 상관하지 않겠다. 우리가 영혼의 의자에 앉는 것은 자신의 자유의지로써 선택하는 것이다. 나는 다만 여러 분들의 삶에 작은 축복이 더해지기를 바랄 뿐이다. 앞의 기록들은 결코 허상의 메시지가 아니다. 허상의 메시지라면 처음부터 에너지 전송에 관한 얘기조차 꺼내지 않았을 것이다. 수많은 임상이 있음에도 불구하고 표현의 한계 때문에 미흡한 점이 많다. 그러나 나는 모든 노력과 최선을 다했음을 말하고자 한다.

'이 세상에서 가장 우수한 건강관리의 으리으리한 정문을 통과해 왔음에도 불구하고 여전히 고통 받고 있다. 왜인가? 그것은 정통의학이 아직 두개천골계통과 이것의 병리생리학의 중요성을 아직 깨닫지 못했기 때문이다. 제발 믿어라! 믿어라! 믿어라! 간곡히 설득한다. 다만 손으로 하기 때문에 이와 유사한 기술은 앞으로 10년 동안 연구과제로 탐구되고 금세기 전환점까지는 대부분 병원과 의과대학에서 사용될 것이다. 우리의 손에서 받아들여지지 않기

전에 시도해 보아야 한다.'

    전 미시간 주립대 존 업레져 교수는 에너지 전송의 놀라운 효과에 대하여서는 과학적으로 설명할 수 없는 일이라고 했다. 하지만 믿기 어려운 치유적 임상에 대해서는 반드시 믿어야 한다며 그의 저서 'Beyond the Dura'를 통해 위와 같이 강조한 바 있다.

    그 당시(1960년대)에는 양자물리학의 이론들이 폭넓게 정립되지 못한 시기였으므로, 그렇게만 설명한 것이다. 필자는 이렇듯 자연이 우리에게 준 '황금열쇠' V-spread 에너지 전송의 효과에 대해 호기심을 갖고 연구해 오던 중 존 업레져 교수의 말과는 달리 과학적 이론들과 연관되어 있음을 발견했다. 그것이 바로 이 책에 제시한 과학적 이론들이다. 따라서 에너지 전송의 놀라운 치유 효과는 과학적 근거가 분명히 존재하고 있다는 사실이다. 양·한방으로 해결이 어려웠던 병 아닌 병들도 치유 효과를 기대할 수 있다.

우리는 불확실한 시대에 살고 있다. 그리고 당장 내일의 순간을 기약할 수가 없다. 순간순간 맞닥뜨리게 되는 위험과 사고를 어떻게 대처할 것인가? 에너지 전송은 바로 이러한 순간에 그 능력을 발휘할 것이다. 에너지 전송의 힘을 이렇게 전하는 것은 여러분에 대한 나의 관심과 사랑이다.

그저 병명도 모른 채로 병원만 찾아다닐 수는 없다. 병명은 몰라도 병은 고칠 수 있다. 할 일도 많고, 해보고 싶은 일도 많은 세상에서 무엇보다 건강이 최고의 재산이 아니겠는가?

에너지 전송은 일체유심조(一切唯心造)이고 정신일도하사불성(精神一倒何事不成)이다. 국내에서 CST 발전에 도움을 주시고, 전력을 다해주신 여러 분들에게 진심으로 감사를 드린다.

다짐하고 다짐한다. 기원하고 또 기원한다.
V-spread의 축복이 모든 독자들에게 유성처럼 뿌려지기를…….
오늘도 나는 행복한 꿈을 꾼다.

2010. 6. 26.
저자 김선애

www.CSTKOREA.com

교육문의 : 02)565-1246